Benno Werner war als Biologielaborant in der Krebsforschung tätig. Als er erkannte, daß die rein materialistische Betrachtungsweise des Krebsgeschehens keine Heilung versprechen kann, reichte er die Kündigung ein. Fortan beschäftigte er sich intensiv mit Psychologie, Ethnologie, Religionswissenschaften, Humanmedizin und östlicher Philosophie. Nach einem einjährigen Aufenthalt in Süd- und Südostasien, in Yogaschulen und buddhistischen Klöstern entwickelte er die »Selbstaktive Reintegrations-Therapie«. Heute ist er Seminarleiter für Angewandte Kinesiologie, Psychosomatik und Yoga.

Alternativ Heilen

Herausgegeben von Gerhard Riemann

Dieses Buch wurde auf chlor- und säurefreiem Papier gedruckt.

Originalausgabe Juli 1993

Umschlagillustration Susannah zu Knyphausen, München
Satz MPM, Wasserburg
Druck und Bindung Ebner Ulm
Printed in Germany
ISBN 3-426-76040-1

2 4 5 3 1

BENNO WERNER

Das Krebszeitalter

Die verschiedenen Ebenen der Krebserkrankung

Knaur

WIDMUNG

Meinen Eltern und meiner Lebensgefährtin Michaela.

DANKSAGUNG

Herzlichen Dank möchte ich an dieser Stelle Ulrike Müller, Holger Berberich, Alexander Amberg und Thomas Grillmeier sagen, die mir mit ihren Fachkenntnissen hilfreich zur Seite standen.

Inhalt

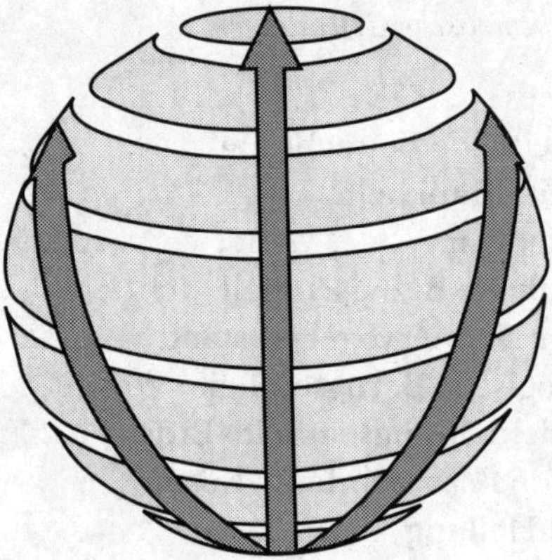

TEIL I

Was ist Krebs?

Dem Krebsgeschehen liegt eine einzige Zelle zugrunde, die nicht willens oder nicht fähig ist, sich in die wohlfunktionierende Organisation des menschlichen Körpers zu integrieren. Diese Zelle entzieht sich der Kontrolle des Zellapparates, vernachlässigt die ihr zugedachte Aufgabe und beginnt sich in rasantem Tempo zu vermehren. Während das Wachstum gesunder Zellen durch die Nachbarzellen gebremst wird, wachsen Krebszellen hemmungslos in die benachbarten Gewebe und verdrängen diese. Bei diesem überstürzten Wachstum reifen die Krebszellen nicht mehr richtig aus, variieren die Größenverhältnisse der Zellkerne und »entrunden« sich die Kernmembranen, so daß sie eine pathologische Form annehmen. Die Krebszellen degenerieren, und ihre vollwertige Zellsubstanz wird durch minderwertige ersetzt, was zur Veränderung spezifischer Zelleigenschaften führt.

Ein wichtiges Merkmal der Krebszellen ist ihr abnormaler Stoffwechsel. Aufgrund des überstürzten Wachstums benötigen sie wesentlich mehr Energie als gesunde Zellen. Um diese zu erzeugen, verläuft ihr Stoffwechsel nicht unter aeroben Bedingungen, wie dies bei gesunden Zellen der Fall ist, sondern unter Ausschluß von Sauerstoff. Sie haben einen Gärungsstoffwechsel, was bedeutet, daß sie in ihren evolutionären Urzustand zurückfallen, in welchem sie noch Einzeller waren und keine Verpflichtungen innerhalb eines organisierten Systems übernommen hatten.

Auf der genetischen Ebene stellt sich Krebs wie folgt dar: In jeder Zelle befinden sich sogenannte »Onkogene Gene«, geschwulsterzeugende Gene, die sehr wahrscheinlich für das Zellenwachstum zuständig sind. Ihre Gegenspieler sind die Repressoren, die dann in Aktion treten, wenn die Aufgabe der »Onkogenen Gene« erfüllt ist und eine weitere Zellteilung verhindert werden soll. Krebszellen zeichnen sich dadurch aus, daß die Repressoren »ausgeschaltet« sind und die »Onkogenen Gene« ungehindert aktiviert werden – die Zellen also hemmungslos wachsen.

Die wichtigste Frage jedoch, die trotz all dieser tiefgreifenden Erkenntnisse noch offenbleibt, ist die Frage nach der Ursache des Krebses. Nur in denjenigen Fällen, in welchen das Krebsgeschehen auf einen materiellen Faktor zurückzuführen ist – eine kanzerogene Substanz, radiologische Bestrahlung oder ein Virus –, hat die Schulmedizin ein Erklärungsmodell parat. Für all die anderen Krebserkrankungen, die nicht in das materialistische Modell passen, kann sie keine Ursache finden und demnach weder eine Therapie noch eine ausreichende Prophylaxe in Aussicht stellen.

In diesem Buch wird die medizinische Ansicht, daß Krebs die Geschwulst sei, durch eine ganzheitliche Betrachtungsweise ersetzt. Krebs ist ein Prinzip, ein pathologisches Prinzip, das sich in allen Ebenen der menschlichen Realität entfalten kann und das in allen Ebenen denselben Charakter aufweist. Es zeichnet sich dadurch aus, daß es gegen die natürliche Ordnung des Lebens opponiert und eine lebensfeindliche Disharmonie heraufbeschwört. Während eine gesunde Einheit – sei es ein Mensch, ein Staat, ein ökologischer Lebensraum oder ein Sonnensystem – dadurch am Leben erhalten wird, daß die einzelnen Bestandteile harmonisch zusammenwirken und jeweils die ihr zugedachte Aufgabe im Dienst der Ganzheit erfüllen, ist die an Krebs erkrankte Einheit dadurch charakterisiert, daß einer ihrer Bestandteile die wohlfunktionierende Harmonie boykottiert, sich ihren Gesetzen entzieht und nur noch seinen eigenen Wünschen und Bedürfnissen gerecht wird. Das Krebsgeschehen wird provoziert und aufrechterhalten durch den Austritt aus dem natürlichen Eingebundensein in das Netzwerk des Lebens, durch die isolative Beziehungslosigkeit der Individuen untereinander, durch ihren Selbstwertverlust, Egoismus und nicht zuletzt durch ihr Streben nach eigennützigem Wachstum und Macht; nach Macht über die Ganzheit, deren Diener das Individuum nicht länger sein möchte und deren Gesetze es nicht länger ertragen kann.

Neben der zellulären und der genetischen Ebene gibt es, wie bereits erwähnt, noch viele andere Ebenen des Lebens, die dem krebshaften Charakter verfallen können. Eine dieser Ebenen ist das Kollektiv der zivilisierten Menschheit von heute. Die Analogie zwischen dieser Ebene und der am Anfang geschilderten medizinischen Ebene ist bestechend. So wie die Krebszelle aus der wohlfunktionierenden Ordnung des menschlichen Körpers austritt, so ist auch die zivilisierte Menschheit aus der Natur ausgetreten. Der Mensch von heute will nicht mehr in natürlichen Verhältnissen leben und den natürlichen Gesetzen unterworfen sein. Er will die Natur beherrschen, er will Macht über sie besitzen, sie seinen eigenen Vorstellungen gemäß verändern und sie zu seinen Gunsten ausbeuten. Ebenso wie die Krebszelle hat auch er einen derart immensen Energiebedarf, daß er gezwungen ist, auf einen anderen Stoffwechsel, auf eine widernatürliche, lebensfeindliche Energiegewinnung umzustellen und dabei die vollwertige Lebensqualität gegen eine minderwertige einzutauschen. Letztendlich ist er im Begriff, genauso wie die Krebszelle im größenwahnsinnigen Machtrausch seine natürliche Lebensgrundlage zu zerstören und mit dieser seine eigene Existenz auszulöschen.

Neben der natürlichen Ebene werden in diesem Buch auch noch die psychologische, die soziologische und die religiöse Ebene hinsichtlich des krebshaften Charakters untersucht. Ebenso wie auf der materiellen, körperlichen Ebene stehen sich auch hier krebsfördernde und krebshemmende Faktoren gegenüber, die genauso über das Wohlergehen des Menschen entscheiden wie die »Onkogenen Gene« und ihre Repressoren bzw. die Krebszellen und die Killerzellen des Abwehrsystems. Das Leben setzt sich zusammen aus einer Vielzahl von Elementen. Niemals kann es monokausal erklärt werden, wie es die Wissenschaft gerne hätte. Aus diesem Grund ist es unzureichend, die Ursache des Krebses, ja die Ursache aller Krankheiten, nur im materiellen Bereich zu suchen. Die Geschwulst ist das Produkt der Wechselwirkungen zwischen der materialistischen, der psychologischen, der soziologischen, der ökologischen und der religiösen Ebene, und nur unter Berücksichtigung dieser Ganzheit kann eine ausreichende Prophylaxe und eine wirklich heilende Therapie in Aussicht gestellt werden – die *Selbstaktive Reintegrations-Therapie* (SRT).

Die ganzheitliche Betrachtung

Was früher, im Mittelalter, die Pest und die Cholera waren, sind heute die beiden Krankheiten Krebs und Aids. Ebenso wie damals steht auch heute wieder die Medizin vor der Übermacht der Natur, die zu entschlüsseln sie nicht in der Lage ist. Obwohl diesen Krankheiten mit der modernsten Technik zuleibe gerückt wird und im Fall der Krankheit Krebs in den letzten Jahrzehnten Milliarden und aber Milliarden ausgegeben wurden, ist eine Heilung noch lang nicht in Sicht. In den Jahren 1969 bis 1977 veröffentlichten allein die deutschen Krebsforscher mindestens 8858 Arbeiten – und trotzdem ist man dem allumfassenden Verständnis dieser Menschheitsgeißel noch kaum einen Schritt näher gekommen. Im Gegenteil, die Sterblichkeitsrate steigt immer noch an. Waren es im Jahre 1955 noch 95 000 Bundesbürger, die an Krebs starben, so waren es 1975 bereits 150 000.[1]* Bis zum Jahr 1988 stieg diese Zahl abermals um 20 000 auf etwa 170 000.

Die favorisierten Techniken in der Krebstherapie sind für die Schulmedizin nach wie vor die Operation, die Chemotherapie und die radiologische Bestrahlung. Wie jede andere Krankheit wird auch der Krebs auf sein körperliches Symptom begrenzt und als solches behandelt. Für die Schulmedizin ist die Geschwulst die Krankheit Krebs, und mit lichtmikroskopischen, später mit elektronenmikroskopischen Techniken hat sie sich an die Erforschung dieses

* Der Quellennachweis befindet sich am Schluß der Buches.

Phänomens gemacht. Die Bereiche, in die sie eindrang, wurden immer kleiner und gehen heute in die Bereiche der Mikro- und der Nanometer. Die Krankheit wird auf einen Punkt begrenzt und an diesem Punkt bekämpft.
Ein ähnliches Vorgehen kann man in dem spitzfindigen Gedankengang des Zenon erkennen, der als der »Wettlauf des Achilles mit der Schildkröte« in die Geschichte eingegangen ist. Zenon konstruierte folgende Situation: Die Wettlaufstrecke soll einhundert Meter betragen, wobei die Schildkröte einen Vorsprung von zehn Metern erhält. »Ist das Startzeichen gegeben«, dachte sich Zenon, »muß der Läufer zuerst die zehn Meter überwinden, die die Schildkröte vor ihm ist. In dieser Zeit jedoch ist die Schildkröte einen Meter weiter gelaufen. Bis der Läufer diesen einen Meter gelaufen ist, hat die Schildkröte erneut eine bestimmte Strecke zurückgelegt, die es abermals für den Läufer zu überwinden gilt. Da die Schildkröte nicht stehenbleibt, wird sie immer eine gewisse Strecke zurückgelegt haben, bis der Läufer an ihrem letzten Standpunkt angekommen ist. So kann der Läufer niemals die Schildkröte überholen, sondern sich nur unendlich nahe an sie annähern.«
Daß diese Schlußfolgerung nicht der Realität entspricht, wußte natürlich auch Zenon, der mit diesem Gedankenspiel seine Zeitgenossen zu verwirren suchte, um seine eigene Philosophie zu verteidigen. Obwohl dieser Gedankengang durchaus logisch und in sich geschlossen ist und nur das unrealistische Ergebnis ihn als Trugschluß entlarvt, ist er natürlich absurd. Der falsche Ansatz, der dem Zuhörer untergeschoben wird, ist der, daß die Ganzheit, die ganze Strecke, zugunsten eines Teilaspektes, eines einzigen Punktes, aufgegeben wird. Über den Verlust der Orientierung von Anfang und Ende verliert sich der Nachdenkende

in der Möglichkeit der unendlichen Verkleinerung – und kommt somit natürlich zu unrealistischen Ergebnissen.
Die Schulmedizin hat sich die ausschließliche Punktbetrachtung leider zu eigen gemacht. Immer genauer wurden die Bestimmungen des Punktes – das Stoffwechselgeschehen der Krebszelle, ihr Wachstums- und Vermehrungsverhalten, ihre genetischen Konstellationen und vieles mehr. Die Untersuchungsmethoden wurden immer perfekter, und das Basiswissen wurde immer tiefgreifender – nur die wirklich wichtigen Erkenntnisse über die Ursache und mögliche Heilung blieben aus, so daß man heute trotz der Massenflut an Ergebnissen von einer seit Jahrzehnten stagnierenden Krebstherapie sprechen muß, die sich in der Unendlichkeit des Punktes verloren hat.
Heute mehren sich die Stimmen, daß man den Krebs komplexer betrachten und behandeln muß. Man greift auf Erkenntnisse zurück, die in der Vergangenheit trotz heftiger Widerstände der Schulmedizin errungen wurden – und die für die Krebstherapie einen vielleicht entscheidenden Gewinn darstellen können. Einige dieser Bausteine möchte ich hier kurz erwähnen.
1923 entdeckte der Biochemiker Otto Wartburg, daß Krebszellen ihre Energie nicht durch Atmung, sondern durch Gärung erzeugen. Er folgerte hieraus, daß eine der Ursachen für Krebs in einer gestörten Atmung zu suchen ist. Die mangelhafte Sauerstoffversorgung würde demnach die Zelle veranlassen, auf einen Gärungsstoffwechsel umzustellen.
Dr. Ernst van Aaken schwor in seiner Gesundheitsvorsorge auf die Sauerstoffversorgung und gründete die Interessengemeinschaft älterer Langstreckenläufer. Über seine Veröffentlichungen kam er mit Wartburg in Kontakt, der ihn anregte, eine Krebsstatistik seiner Läufer anzulegen. Das Ergebnis war positiv, und die Sauerstoffzufuhr gilt seither

als krebsvorbeugende, in manchen Fällen sogar als geschwulsthemmende Maßnahme.[2]

Neben dem Mangel an Sauerstoff wurde auch der Mangel an Spurenelementen für den Gärungsstoffwechsel verantwortlich gemacht. Die Mitochondrien, die »Kraftwerke« der Zelle, benötigen für ihre Arbeit eine ausreichende Menge an Magnesium. Ist dieses nicht vorhanden, verringert sich die Zellatmung, und die Gärung scheint ein unausweichlicher Prozeß. Tatsächlich ergaben die Blutuntersuchungen bei Krebspatienten einen Mangel an Kalium, Kalzium, Magnesium, Eisen und Zink.[3]

Ein weiteres Teilchen im Krebspuzzle untersuchte der zweimalige Nobelpreisträger Linus Pauling gemeinsam mit Ewan Cameron. Die Grundlage ihrer Gedanken war die Collagensubstanz zwischen den Zellen, die das Krebswachstum hemmt. Die Krebszellen müssen diese Collagenzellen erst auflösen, bevor sie in das Gewebe eindringen können. Außerdem unterscheiden sich die gutartigen Tumoren von den bösartigen dadurch, daß sie von solch einer Collagenschicht umgeben sind, die es ihnen unmöglich macht, in fremdes Gewebe einzudringen. Um das Collagen bilden zu können, benötigt der Körper Vitamin C. Also entwickelten die Forscher eine Vitamin-C-Therapie, die auch tatsächlich zu signifikanten Besserungen führte.[4]

Wenn ein einziges Vitamin eine Wirkung auf das Krebsgeschehen hat, ist natürlich nicht von der Hand zu weisen, daß auch die gesamte Ernährung einen nicht zu unterschätzenden Einfluß auf diese Krankheit ausübt. Christian Bachmann zitiert in seinem Buch *Die Krebsmafia:* »Zu vermeiden sind industriell verarbeitete Nahrung, Büchsen- und Tiefgefrierkost, Fertigmenüs, leere Kalorien in Form von Zucker und anderen Süßwaren, Weißbrot usw. Wichtig ist, daß die Nahrung einen ausreichenden Teil an Faserstoffen enthält. Verboten sind nach Zabel Alkohol, Schwarztee, alles Gebackene oder Geröstete, künstlich gesüßte oder gefärbte Speisen und fettes Fleisch, insbesondere von industriell gehaltenen Tieren.«[5] An anderer Stelle wird noch erwähnt, daß biologisch erzeugte Naturprodukte den konventionell erzeugten bei weitem überlegen sind, also eher dem Krebs entgegenwirken.

Neben den materiellen Einflüssen wurden auch noch immaterielle, psychische Faktoren entdeckt, welche die Krebsentstehung und das Krebswachstum fördern. Nach Ronald Grossarth-Maticek läßt sich zusammenfassend sagen: »Krebspatienten sind angepaßte, liebenswürdige Mitmenschen, vernünftig, großzügig und hilfsbereit; Pflichterfüllung gilt ihnen als oberstes Gebot, und ihre eigenen Bedürfnisse stellen sie meistens zurück.«[6]

Nach Ryke Gerd Hamer liegt die Ursache für die krebsige Entartung im sogenannten »Hamer-Syndrom«, in einem »allerschwersten, akut dramatischen und isolativen Konflikt-Erlebnis-Schock«, also in einem psychischen Konflikt, den der Patient nicht verdauen bzw. bewältigen kann. Dieser Konflikt schlägt sich im Gehirn als elektrophysischer Feldeinbruch in einem jeweils dem Konflikt entsprechenden Areal nieder, was zu einer bedingten Fehlsteuerung der jeweils entsprechenden Körperregion führt. Demnach stehen die psychischen Bereiche in direkter Wechselwirkung mit den körperlichen, und die Brücke hierfür ist das Gehirn.[7]

Nicht zuletzt wurde gar die Religiosität auf den Prüfstand gebracht.[8] »Nach Untersuchungen von Grossarth-Maticek gehören die gesetzlich religiösen Menschen (Dogmatiker) zu jenen, die am häufigsten an Krebs erkranken. An zweiter Stelle folgen die gesetzlichen Atheisten, das heißt jene, die eine gesetzliche Existenz Gottes ausschließen. Die toleranten Atheisten, die eine Existenz Gottes für möglich halten, werden am dritthäufigsten krebskrank. Am wenigsten Krebs bekommen die Menschen mit einer spontanen Religiosität. Solchen Menschen bedeutet Gott in erster Linie ›Freude‹ und ›Selbsterkenntnis‹, sie können ihre Religiosität mit ihren anderen Einsichten und Wünschen vereinbaren und empfinden beim Gebet auch körperlich ein Gefühl der Befreiung.«[8]

So weit zu den von der Schulmedizin weitestgehend ignorierten Untersuchungen. Diese Liste könnte natürlich durch etliche Untersuchungen und Erkenntnisse, auch aus dem streng wissenschaftlich orientierten Lager erweitert werden. Mit Statistiken wurde das Berufsrisiko ermittelt, wurde untersucht, welche Regionen die größten Krebsraten hervorbringen, es wurden Nationen hinsichtlich ihrer Krebshäufigkeit und ihrer Krebsverteilung miteinander verglichen. Viele Ergebnisse wurden ermittelt, viele Zusammenhänge und mindestens ebenso viele Hoffnungen und Vermutungen. Was aber sollen wir mit all diesen Untersuchungen anfangen? Zu welchem Resultat sollen wir gelangen, wenn wir die Flut der Erkenntnisse immer weiter nach oben peitschen? Die Ergebnisse solcher Erhebungen an sich sind sinnlos, solange sie nur nacheinander aufgezählt werden. Man muß versuchen, sie zu verstehen. Man muß versuchen, sie zu verbinden wie die Speichen eines Rades, die in der Nabe zusammenlaufen. Man muß sie einordnen und zusammenfassen und ihr Gemeinsames herausarbeiten – ihren krebshaften Charakter –, um über diesen Weg zum wirklichen Verständnis des Krebses zu gelangen. In diesem Buch wird die medizinische Ansicht, daß Krebs die Geschwulst sei, durch eine ganzheitliche ersetzt, nach welcher der Krebs eine Lebensgeschichte ist, die am Ende von der Natur mit einer Geschwulst beantwortet wird. Der Tumor ist demnach nicht der Krebs, sondern dessen äußerstes Endstadium – er ist die Spitze des Eisberges und nicht der Eisberg selbst.

Für das Verständnis des Krebses ist es unerläßlich, die Ganzheit des Eisberges zu berücksichtigen. Bis sich diese Krankheit so weit manifestiert hat, daß sie von den Computern oder gar dem menschlichen Auge wahrgenommen werden kann, durchläuft sie viele Entwicklungsstadien, und nur dadurch, daß in all diesen vorausgehenden Entwicklungsstadien nichts gegen sie unternommen wird, kann sie sich bis hin zum Tumor und zum anschließenden Tod entwickeln.

Die »Selbstaktive Reintegrations-Therapie«, die sowohl eine Therapie als auch eine Prophylaxe ist, berücksichtigt die gesamte Entwicklungsgeschichte des Krebses in allen möglichen und in allen für den Menschen relevanten Ebenen seines Daseins. Die erste dieser Ebenen, die mit dem Krebs in direkter Wechselbeziehung steht, ist der erkrankte Mensch selbst. Er ist es, der mit seinem Leben, seiner Persönlichkeit, mit seinem Handeln, Denken und Fühlen das Krebswachstum gefördert hat, und er ist es, der es mit ebendiesen wieder hemmen kann. Der Krebs und der Mensch bilden eine untrennbare Einheit. Ebenso bilden der Mensch und seine Mitmenschen eine untrennbare Einheit. Die zweite Ebene, die deshalb mit Krebs in Verbindung gebracht werden muß, ist die soziologische Realität, in welcher sich das Individuum, ja unsere ganze Gesellschaft heute befindet.

Auf der dritten Ebene wird die Krankheit Krebs zu unserem ökologischen Verständnis und zu unserem ökologischen Handeln in Beziehung gesetzt – werden die karzinogenen Situationen herausgearbeitet, die auf direktem oder indirektem Weg einen Krebs unterstützen können. Im letzten

Abschnitt wird die Religion zum Gegenstand unserer Untersuchungen, wird die Grundlage gelegt für das Verständnis der Wechselbeziehungen zwischen Religiosität und Krebs. Hierbei wird eine karzinogene Religiosität von einer gesunden, natürlichen unterschieden. Mit den Erkenntnissen aus den genannten Bereichen wird die Krankheit Krebs in ihrer Ganzheit erschlossen, wovon sich eine wahrhaft ganzheitliche Therapie – die *Selbstaktive Reintegrations-Therapie (SRT)* – ableiten läßt.

Gesundheit, Krankheit und die Medizin

Die Frage, die in diesem Buch beantwortet werden soll, ist die Frage nach der Ursache der Krankheit Krebs. Bevor wir jedoch die Krankheit und ihre Ursache verstehen können, müssen wir zuerst die Gesundheit verstehen, die vor der Krankheit da war und die nach der Krankheit wieder folgen soll.

Es ist schon eine befremdende Vorgehensweise, die sich die sogenannte Schulmedizin in den letzten Jahrhunderten in den westlichen Nationen angeeignet hat. Ganze Bibliotheken sind mit dem Thema der Krankheit gefüllt worden. Tausende von Krankheiten hat man entdeckt, benannt und untersucht. Tausende von Anamnesen wurden gestellt und Millionen von Medikamenten synthetisiert. Unzählige Wege hat man sich erkoren, um die Krankheit zu besiegen. Fragt man die Wissenschaftler jedoch, wohin diese Art der Therapie letztlich führen soll, so wird man in der Regel auf eine unverhältnismäßig geringe Anzahl von Informationen verwiesen, die im Vergleich zu der Vielzahl der oben erwähnten Abhandlungen ein absolutes Nichts darstellen.

Nach der Definition der Weltgesundheitsorganisation (WHO) ist Gesundheit im weiteren Sinne der Zustand des völligen körperlichen, geistigen, seelischen und sozialen Wohlbefindens.[9] Wenn wir nach weiteren Informationen über die Gesundheit Ausschau halten und andere medizinische Werke durchlesen, so kommen wir zu dem Ergebnis, daß die Interpretation, die den Begriff »Wohlbefinden« enthält und innerhalb welcher sogar noch auf die soziale

Dimension verwiesen wird, eine durchaus überdurchschnittliche Information darstellt. Viele meiden diesen Begriff der Gesundheit, als wenn es ihn gar nicht gäbe, oder sie reduzieren ihn auf die pathologische Sichtweise: Im eigentlichen Sinne, so steht als zweite Interpretation im *Pschyrembel* geschrieben, könne die Gesundheit verstanden werden als das subjektive Empfinden des Fehlens körperlicher, geistiger und seelischer Störungen bzw. Veränderungen.[10] Von dem, was die Qualitäten der Gesundheit sind, und wie sie erhalten bzw. erreicht werden kann, ist in dieser Definition keine Rede. Nur Krankheiten und pathologische Veränderungen werden aufgeführt. Aber nicht nur hier, dasselbe findet sich auch in medizinischen Fachbüchern und nicht zuletzt in den meisten Köpfen, die sich mit dieser Medizin befassen: überall nur pathologische Veränderungen und Krankheiten. Den Ärzten wird das Wissen über die Krankheiten eingetrichtert, ihre Symptome und chemischen Konstellationen – und als einzig mögliche Gegenwehr ebenfalls chemische Konstellationen. Der Mensch wird reduziert auf seine materiellen Bausteine, und der Arzt wird degradiert zum chemischen Puzzlespieler. Wie soll sich da die Gesundheit einen Weg bahnen?

Wenn wir nun im Gegensatz zur Schulmedizin der Frage nachgehen, was Gesundheit ist, müssen wir uns zunächst von den Begriffen »Wohlbefinden« und »Krankheit« lösen und uns direkt in den Bereich der natürlichen Gesundheit bzw. der gesunden Natürlichkeit begeben und uns die Frage stellen: »Wie ist die Natur aufgebaut?«

Bleiben auch wir zuerst einmal im materiellen Bereich, da hier relativ viele und gesicherte Kenntnisse vorliegen. Der menschliche Organismus als Ganzes besteht aus Untereinheiten, die wiederum selbst jeweils aus vielen Untereinheiten bestehen. Die größten Untereinheiten sind die Systeme, zum Beispiel das Muskelsystem, das Herz-Kreislauf-System, das Atmungs- oder das Nervensystem. Die Systeme selbst bestehen, wie bereits gesagt, aus weiteren Untereinheiten, wobei die nächste Stufe der Gliederung die Organe sind. Das Verdauungssystem zum Beispiel besteht aus folgenden Organen (der Begriff Organ im weitesten Sinne verstanden): Mundhöhle, Zunge, Speicheldrüsen, Speiseröhre, Magen, Dünndarm, Dickdarm, Leber, Gallenblase, Bauchspeicheldrüse und After.

Auch diese Organe bestehen ihrerseits aus noch kleineren Untereinheiten – den Geweben. Man unterscheidet Epithelgewebe, Stützgewebe, Muskelgewebe und Nervengewebe, wobei diese Obergruppen in weitere Gewebearten differenziert werden können. Aber auch die Gewebe bestehen aus noch kleineren Einheiten, nämlich den Zellen, den kleinsten Einheiten des Lebens.

Obwohl hier scheinbar die Grenze zwischen Leben und Materie liegt, ändert diese Tatsache nichts daran, daß auch die Zellen aus bestimmten Untereinheiten bestehen – Zellorganellen und Zellplasma. Und so können wir die Reihe der Untereinheiten über viele Stufen bis zu den Quarks und den in Zukunft noch zu entdeckenden Bestandteilen weiterführen. Aber es ist gleich, wie weit sich diese Reihe noch fortsetzen läßt, wir sind schon seit langem mit der Erkenntnis vertraut, daß der Mensch aus unzählig vielen materiellen Bestandteilen zusammengesetzt ist. Im Bereich der Zellen kommen wir bereits auf die beachtliche Zahl von 100 000 Milliarden. Wie hoch ist dann erst die Anzahl der Organellen, der Elemente oder gar der Quarks?

Unfaßbar. Aber mindestens genauso unfaßbar ist die Tatsache, daß diese riesige Anzahl von Teilelementen gemeinsam eine Einheit bildet. Jedes dieser Teilchen ordnet sich

in das System der anderen Teilchen ein, um mit ihnen etwas Neues ins Leben zu rufen. Es ist ein Wunder!
Zum besseren Verständnis der im folgenden dargelegten Sichtweise werde ich die bisher als Untereinheiten bezeichneten Systeme als Bezugseinheiten bezeichnen, da jede Untereinheit gleichzeitig eine übergeordnete Einheit darstellt und mit dieser Bezeichnung deutlich wird, daß die Einheiten immer in Korrelation miteinander stehen.
Um die »Bezugseinheit Mensch« zum Leben zu erwecken, müssen allein auf materieller Ebene fast unendlich viele Fragmente harmonisch zusammenarbeiten. Damit sind wir schon bei dem ersten Merkmal der natürlichen Gesundheit – der Harmonie. All die Systeme, die Organe, die Gewebe und die Zellen und natürlich auch die kleinsten physikalischen Teilchen müssen eine Harmonie erzeugen, um die nächstgrößere Bezugseinheit bilden zu können. Die Zellen müssen harmonisch die Gewebe bilden, die Gewebe die Organe, die Organe die Systeme und die Systeme den Menschen. Erst in der Harmonie der kleineren Bezugseinheiten kommt die Gesundheit der nächstgrößeren Einheit zustande.
Was heißt nun aber Harmonie? Wie muß die Harmonie aussehen. Mit dieser Frage gelangen wir in den philosophischen Kontext, in dem es um die scheinbare Dualität geht: Wir leben in einer Welt der Gegensätze. Immer gibt es ein »Viel« und ein »Wenig«, ein »Groß« und ein »Klein«, ein »Stark« und ein »Schwach«. Die Chinesen bezeichnen solche Gegensatzpaare mit den Symbolen »Yin« und »Yang«. Wenn sich Yin und Yang im Gleichgewicht befinden, besteht Harmonie. Auf den Bereich des menschlichen Körpers übertragen, können wir für das Lungensystem zum Beispiel feststellen, daß der Sauerstoffgehalt im Blut immer dem jeweiligen Bedarf entsprechen muß. Die Sauerstoff-

aufnahme (Yin) und die Sauerstoffabgabe (Yang) müssen sich so weit in ihrem Betrag ergänzen bzw. aufheben, daß der notwendige Sauerstoffgehalt im Blut auch tatsächlich erreicht wird. Wird dieses Gleichgewicht gewährleistet, können wir von einem gesunden Atmungssystem sprechen. Das Herz seinerseits muß so viel Blut in den Körper pumpen, daß – entsprechend dem Sauerstoffgehalt des Blutes – genügend Sauerstoff, nicht aber zuviel, zu den Organen kommt. Auch hier gilt, daß der goldene Mittelweg zwischen einem Zuviel und einem Zuwenig der Gesundheit am dienlichsten ist.

Bei der Muskulatur geht eine einseitige Ausdehnung in die eine Richtung, zum Beispiel Anspannung, durchaus mit der Gesundheit konform, sie ist sogar notwendig. Die Reaktion auf diese Aktion muß jedoch eine Kompensation in die andere Richtung nach sich ziehen, nämlich das entsprechende Verweilen in der Entspannung. Es kann also eine Kumulation erfolgen, die zeitlich verschoben wieder ausgeglichen, harmonisiert werden kann. Natürlich muß hierbei auf die Belastbarkeit des einzelnen Rücksicht genommen werden.

Über die Belastbarkeit, die von Mensch zu Mensch und von Bezugseinheit zu Bezugseinheit variiert, kommen wir zu dem zweiten Merkmal der Gesundheit – zur Selbständigkeit. Jeder Mensch muß für sich wissen, wie weit er belastbar ist. Nur über diese Selbständigkeit kann die Gesundheit erlangt werden. Wenn ein Langstreckenläufer zum Beispiel täglich einen 10-Kilometer-Lauf absolviert und sonntags einen 15-Kilometer-Lauf, so ist das für ihn sicher in Ordnung. Für den ungeübten Durchschnittsbürger jedoch könnte solch ein Sonntagslauf sehr schnell zur völligen Erschöpfung führen und somit der Gesundheit abträglich sein, schlimmstenfalls sogar den Tod bedeuten.

Dieser Anspruch auf Selbständigkeit gilt aber nicht nur für den Menschen als Ganzes. Er gilt auch für die Systeme, für die Organe, für die Gewebe und für die Zellen. Auch diese müssen die Fähigkeit der Selbständigkeit haben, um an der Gesundheit der »Bezugseinheit Mensch« und somit an ihrer eigenen Gesundheit mitwirken zu können. Was würde wohl passieren, wenn eine Zelle nicht mehr »wüßte«, welche Nahrungsstoffe sie aufnehmen und welche Abfallstoffe sie ausscheiden muß? Bei einer einzigen Zelle würde wohl noch nichts passieren. Wäre die Anzahl dieser Zellen aber wesentlich größer, so wäre es um die Gesundheit des Menschen geschehen.

Oder aber auf die Bezugseinheit der Organe übertragen: Der Darm muß »wissen«, welche Stoffe er im Körper aufnehmen und welche er zum Ausscheiden direkt an den Dickdarm weiterleiten muß. Verwechslungen hätten unweigerlich Krankheiten, wenn nicht sogar den Tod zur Folge.

Über diese Erkenntnisse kommen wir zu einem weiteren, sehr wichtigen Phänomen – zu der Tatsache nämlich, daß Gesetze und Normen, die für eine einzige Bezugseinheit gelten, gleichzeitig für alle anderen Bezugseinheiten auch gelten. Was wir also über die Zelle sagen, hat ebenfalls für das Organ Gültigkeit und dementsprechend auch für den Menschen. Halten wir also fest: Die Grundlagen für die Gesundheit sind die Harmonie aller Bestandteile und deren Selbständigkeit, die sich im Dienst für die Harmonie manifestiert. Da der Mensch nun aber nicht nur materieller Natur ist, sondern auch eine geistige und eine seelische Dimension hat, muß die Gesundheit ebenso als Harmonie von Körper, Geist und Seele verstanden werden.

Ein anderes Faktum, das den meisten westlichen Menschen weniger gut gefallen wird, ist die Tatsache, daß der Mensch nicht die größte, wichtigste übergeordnete Bezugseinheit ist. Noch unendlich viele andere Bezugseinheiten dehnen sich außerhalb seines persönlichen Horizontes aus, innerhalb deren er nur ein winzig kleines Bruchstückchen ist. Nächstgrößere Bezugseinheiten können wir in der Familie, in der Sippe, dem Dorf, der Stadt, dem Volk und in der ganzen Menschheit sehen. Aber auch die Bezugseinheiten nichtmenschlicher Natur müssen berücksichtigt werden, und hierzu können wir die Natur auf der Erde, das Sonnensystem, ja den ganzen Kosmos, Gott, zählen.

Auch die größeren Bezugseinheiten, ebenso wie die kleineren, im Menschen angesiedelten, stellen ein Wunderwerk der Harmonie dar. Millionen von Tieren und Pflanzen bilden ein ökologisches System, das in der Vielzahl seiner Verstrickungen nicht zu erforschen ist. Jedes für sich ist selbständig, aber doch gleichzeitig Teil einer riesigen Einheit. Auch auf kosmischer Ebene kann man von einer gigantischen Harmonie sprechen, drehen sich doch beispielsweise die Planeten unseres Sonnensystems regelmäßig um die Sonne. Wenn sich der Mensch – den anderen Lebewesen gleich – in dieses phänomenale Meisterwerk der Harmonie zu integrieren und es selbständig zu fördern versteht, kann man von Gesundheit reden.

Die Krankheit ist das Ergebnis einer Disharmonie und/oder einer Unselbständigkeit irgendwelcher Bezugseinheiten. Sie ist nicht der goldene Mittelweg zwischen einem »Viel« und einem »Wenig« oder einem »Stark« und einem »Schwach«, sie ist eine Manifestation eines »Zuviel« oder eines »Zuwenig« bzw. eines »Zu stark« oder eines »Zu schwach«.

Es sei noch erwähnt, daß ich von Krankheiten spreche und nicht von Verletzungen. Krankheiten sind endogener Natur, haben innere Ursachen, im Gegensatz zu den Verletzungen, die exogener Natur sind. Demnach ist die Grippe keine Krankheit, sondern eine Verletzung, wobei die Ursache für den erfolgreichen Befall der Viren allerdings in einer Schwäche des Immunsystems liegt, also in einer Krankheit.

Bleiben wir aber bei der Krankheit, ihren Ursachen und ihren Wirkungen, und betrachten wir als Beispiel noch einmal das Atmungssystem. Es arbeitet, wie bereits gesagt wurde, gesundheitsdienlich, wenn es für den notwendigen Sauerstoffgehalt des Blutes sorgt. Im Fall einer Krankheit, verursacht durch das Atmungssystem, müssen wir davon ausgehen, daß entweder ein »Zuviel« bei der Sauerstoffresorption vorliegt oder aber ein »Zuwenig«. Ein »Zuviel« kann in diesem Fall ein alkalisiertes Blut zur Folge haben und ein »Zuwenig« ein übersäuertes.

Kurzfristig mag diese Fehlfunktion keine negativen Auswirkungen haben. Langfristig jedoch muß der Körper reagieren, um diesem pathologischen Geschehen entgegenzuwirken. Ist der Patient ein alter, schwächlicher Mensch, der allgemein schon kränkelt und keine Kompensationsmöglichkeiten mehr hat, so kann diese Fehlfunktion der Lunge zu schwerster Krankheit, ja sogar zum Tod führen. Ist er jedoch ein ansonsten gesunder Mensch mit relativ hoher Belastbarkeit, kann er dem veränderten pH-Wert des Blutes entgegenwirken – zum Beispiel über die Nieren mit vermehrtem bzw. reduziertem Bicarbonatausstoß. Natürlich ist dann keine hundertprozentige Gesundheit mehr vorhanden, aber eine relative, welche die Harmonie der anderen Bezugseinheiten nicht stark belastet. Trotzdem kann diese kompensierte Krankheit, wenn sie nicht richtig ausheilt, die Grundlage für spätere Krankheiten sein. In einem solchen Fall kann man von einem Anwachsen der Krankheit, über die Jahre hinweg, sprechen.

Halten wir uns aber noch einmal vor Augen, daß der Mensch neben der materiellen Ausprägung auch noch eine geistige und eine seelische Dimension hat und daß diese drei eine Einheit bilden. Wenn nun wie in dem Beispiel die Lungenfunktion gestört ist, so wirkt sich dieser Sachverhalt sofort auf alle Bezugseinheiten des Körpers aus, bis hin zur letzten Hirnzelle und gleichzeitig auch auf die beiden anderen Komponenten – auf den Geist und auf die Seele. Bei der Suche nach dem ursprünglichen Auslöser sieht man sich vor eine unlösbare Aufgabe gestellt. Man muß schließlich der Tatsache Rechnung tragen, daß Körper, Geist und Seele eine Einheit bilden und daß deren Zusammenwirken zur Fehlfunktion geführt hat: zur Disharmonie. Somit wird jedes Krankheitsbild zum Symptom, das nicht nur als solches behandelt werden darf, sondern immer nur in Verbindung mit der zugrundeliegenden Ursache, der Disharmonie von Körper, Geist und Seele.

Auf diesen Sachverhalt läßt sich jede Krankheit zurückführen. Immer liegt ein Gegensatzpaar zugrunde, welches nicht harmonisch zusammenarbeitet. Auch bei der Krankheit Krebs kann man diese pathologische Dominanz eines Partners beobachten. Auf der Ebene der Gene geht man mittlerweile von einem Wechselspiel von Onkogenen und Anti-Onkogenen aus, welches das natürliche Zellwachstum steuert. Die Anti-Onkogene haben die Aufgabe, das Zellwachstum zu bremsen. Fällt diese Bremswirkung aus, kommt es zur unkontrollierten Zellteilung – zu Krebs.

Von der Bezugseinheit der Onkogene und der Anti-Onkogene überträgt sich die pathologische Disharmonie auf die Bezugseinheit »Zelle«. Diese boykottiert den harmonischen Ablauf mit den anderen Zellen, boykottiert die Harmonie der Gesamtheit und macht sich selbständig. Sie mißachtet die Vermehrungsblockaden (Oberflächen-Kontakthemmung), den »Intimbereich« anderer Einheiten (Infiltration), und tritt schließlich die Herrschaft über den ganzen Organismus an (Metastasenbildung), die mit dem Tod ihrer Lebensgrundlage, des Menschen, endet und somit mit ihrem eigenen Untergang. Dies hat die Zelle nicht »erkannt«. Sie weiß nicht, daß sie den Organismus Mensch für die Aufrechterhaltung ihres eigenen Lebens benötigt. Ebensowenig hat sie ihre eigene Aufgabe und ihren eigenen Wert erkannt, der in der tatkräftigen Unterstützung der Gesundheit der Gesamtheit Mensch gelegen hätte. Sie hat den Sinn ihrer Existenz nicht erkannt und somit auch nicht den Weg zur Gesundheit, den die harmonische Zusammenarbeit in der größeren Bezugseinheit darstellt.

Wahrscheinlich aus diesem Grund, dem Verlust des Selbstwertgefühls, baute sie einen anderen Selbstwert auf, den Wert des eigenen Tun und Wollens, der sie zu einem rigorosen, rücksichtslosen Handeln gegen ihre Mitgenossen und sich selbst veranlaßte. Im Organismus Mensch ist die Ordnung nun außer Rand und Band. Das Chaos hat Einzug gehalten, und mit diesem läßt es sich in der Natur nicht leben – der Tod steht vor der Tür.

Für die Schulmedizin ist dies eine erschreckend einfache, gleichzeitig jedoch eine unlösbare Angelegenheit, »Dieser einen Zelle muß der Garaus gemacht werden«, lautet die gängige Auffassung, »und die Ordnung ist wiederhergestellt!« Mit Laser und Skalpell und nicht zuletzt mit genmanipulierten Leukozyten wird der Geschwulst zu Leibe gerückt – mit den ausgereiftesten Waffen der High-Tech-Industrie. Mit welchem Erfolg, ist augenscheinlich.

Wir jedoch wollen weiter fragen, weiter beobachten, weiter suchen und vor allem weiter denken. Warum kommt diese Zellanomalie hauptsächlich in den Industrienationen zum

Durchbruch? Gibt es da etwa Übereinstimmungen zwischen der zivilisierten Bevölkerung und der entarteten Krebszelle? Kann man vielleicht eine Übereinstimmung entdecken in der Vorgehensweise der Zelle und der modernen Technokratie? Beutet nicht etwa die westliche Wohlstandsgesellschaft ihre Lebensgrundlage, die Erde, genauso unverschämt und unachtsam aus wie die Krebszelle den Menschen? Ist nicht der moderne Mensch von heute die Krebszelle der Erde?

Auch hierbei können wir wieder den Sachverhalt zugrunde legen, daß Gesetze und Normen, die für eine einzelne Bezugseinheit gelten, gleichzeitig auch bei allen anderen Anwendung finden. Dieser körperlichen Entartung innerhalb des Zellgeschehens entsprechen natürlich ebenso geistige und seelische Entartungen des Menschen. Aber auch in der Beziehung des Menschen zu den ihm übergeordneten Bezugseinheiten drückt sich die Entartung aus – im Bezug zu seinen Mitmenschen, zu der ihn umgebenden Natur und zu dem ganzen Kosmos, zu Gott. Die psychologischen Ursachen bzw. die psychologischen Ausprägungen dieser Krankheit wären demnach, analog zum physiologischen Geschehen, der fehlende Einblick in das gesamte Geschehen, in das Weltgeschehen und der daraus resultierende Verlust der Wahrnehmung des eigenen Wertes, der eigenen Aufgabe.

Die übergeordnete Weltganzheit, die alles durchdringenden Zusammenhänge des Seins zu erkennen und zu begreifen ist das ursprüngliche Anliegen der Religion und der Philosophie – das Streben nach Verschmelzen der individuellen »Seele« mit dem, was man sich unter Gott vorstellt. Auch bei den großen Religionen war die geistige Vereinigung aller Menschen in Brüderlichkeit und Liebe ein Hauptanliegen – dies ist genau die Einstellung, die einer

Krebsentwicklung diametral gegenübersteht, da sie das egoistische Festhalten an der Einsamkeit und der Eigenbrötlerei auflöst und im »Dienst am Du« einen Brückenpfeiler zum Erkennen, zum Aufgehen in der Gemeinschaft bildet.

Um die Menschen von der Krankheit Krebs zu heilen, müssen sie den Sinn ihres Lebens erst wieder verstehen, müssen sie einen Bezug zu sich selbst aufbauen, zu der Natur und letztendlich auch zu Gott. Heilung kann nicht einfach auf die körperliche Dimension begrenzt werden – sie muß sich ausweiten auf den ganzen Menschen und ihn in seiner Gesamtheit verstehen und behandeln. Der Arzt muß also neben der ärztlichen und der psychologischen auch noch die priesterliche und die philosophische Dimension entfalten – muß sich selbst in seiner ganzen Vielfalt entfalten, um die Vielfalt seines Patienten begreifen und behandeln zu können. Arzt sein kann sich also nicht darauf beschränken, Krankheitssymptome zu kennen und chemische Zustände herbeten zu können, sondern muß dem Anspruch gerecht werden, zu wissen, was Leben ist und in welcher schier unheimlichen, unfaßbaren Ausdehnung es sich entfalten kann. Arzt sein kann niemals auf der Grundlage eines Numerus clausus definiert werden, auf chemischen Formeln und physikalischen Gesetzen. Arzt sein ist eine Berufung, ein Gerufensein von den übergeordneten Bezugseinheiten, ein Gerufensein von der Harmonie, von Gott.

Doch die Anforderungen an den Arzt gehen noch weiter. Mittlerweile geht die Wissenschaft davon aus, daß 80 Prozent der Krebserkrankungen exogener Natur sind, also auf Verletzungen im weitesten Sinne beruhen. Daß diese Ansichten über die Erkrankung schon immer in den modernwissenschaftlichen Kreisen vorhanden war und die restlichen 20 Prozent wahrscheinlich auf unausweichliche Genkonstellationen zurückgeführt werden, darf uns nicht verwundern. Darin, was die Definition von Krankheiten betrifft, war die chemisch-materialistisch orientierte Medizin schon immer weit hinter der Wirklichkeit zurück und konnte mit keinem der echten kulturmedizinischen Systeme konkurrieren. Aber dennoch – innerhalb dieses Denksystems wird die Ursache der Erkrankung allein auf die Umwelt projiziert. Chemische Substanzen (zum Beispiel Anilin und Asbest), physikalische Faktoren (Röntgen- und UV-Strahlung), Alkohol und Zigaretten, Ernährung und nicht zuletzt die Umweltverschmutzung werden als die häufigsten Auslöser der Erkrankung betrachtet. Hierbei ist jedoch Krebs nicht die Ausnahme. Viele Krankheiten können zu einem relativ hohen Prozentsatz auch auf die Umweltverschmutzung zurückgeführt werden.

Ein Arzt müßte sich eigentlich verpflichtet fühlen, seine Patienten über diese Zusammenhänge aufzuklären und gegen die Mißstände Partei zu ergreifen, denn schon im Eid des Hippokrates, dem Vorbild des Ärztegelöbnisses, können wir lesen: »Meine Verordnungen werde ich treffen zu Nutz und Frommen der Kranken, nach bestem Vermögen und Urteil; ich werde sie bewahren vor Schaden und willkürlichem Unrecht.«[11] Diesem Eid gemäß müßte der Arzt ein Aufklärer sein, ein Rebell, und gegen dieses alleszerstörende System kämpfen. Er müßte aufbegehren und die Patienten auf seine Seite ziehen. Aber leider ist die Medizin nicht mehr Herr ihrer selbst, nicht mehr Diener der Gesundheit – sondern Sklave der Zivilisation, der Politik und der Wirtschaft. Anstatt der Freund der Gesundheit wurde sie der Feind der Krankheit.

Ohne Zweifel hat sie den Siegeszug gegen die Krankheit angetreten. Aber warum gibt es dennoch so viele Krankheiten und sowenig gesunde Menschen? Warum wird die medizinische Versorgung immer sparsamer und werden die Krankenkassenbeiträge immer höher? Ist es vielleicht die Angewohnheit der Krankheiten, sich nach einer Niederlage gegen die chemischen Waffen der Ärzte ein anderes Kostüm anzulegen, um mit neuen Symptomen wieder im Bewußtsein zu erscheinen? Ist es vielleicht die Tatsache, daß die Ärzte vor lauter Aufrüsten gegen die Krankheit die Gesundheit, die Heilung, den inneren Frieden vergessen haben? Ist es vielleicht sogar die Krankheit an sich, die sie falsch verstanden haben, weil sie diese gleich zu ihrem Feind abstempelten?

Die Krankheit ist nicht das Verhängnis der Menschheit, sondern das Verhängnis der westlichen Medizin. Dieser ist sie zum letzten Horizont geworden, zum unüberwindbaren Dorn im Auge. Die Schulmediziner kommen nicht zu den Zusammenhängen zwischen der Krankheit, der Umwelt, der Gesellschaft und ihrer selbst. Würden sie über den Rand ihres symptomenbestimmten Krankheitsbegriffes hinausschauen, sähen sie den ganzen Menschen vor sich, der der Heilung bedarf. Würden sie gar noch über den Rand des einzelnen hinausschauen, käme ihnen vielleicht die Einsicht, daß der Mensch ein soziales Wesen ist und als Individuum die Gesellschaft und ihre pathologischen Zustände repräsentiert. Darüber hinaus könnten sie vielleicht den Zusammenhang erkennen zwischen der Umwelt und dem Menschen und diese beiden Fragmente zu einer Einheit verknüpfen. Und letztendlich käme es ihnen vielleicht in den Sinn, das Drehbuch der göttlichen Komödie zu erforschen und ihre Mechanismen, um endlich einmal zumindest einen Richtungspfeil auf die großen Fragen des Seins setzen zu können.

Aber selbst die einfachste, grundlegendste aller Weisheiten

ist ihnen zumeist verschlossen geblieben, die Tatsache nämlich, daß der Mensch aus Körper, Geist und Seele besteht, daß alle drei am Ursprung einer Krankheit beteiligt sind und gleichsam alle drei von dieser Krankheit befallen werden. Erst in den letzten Jahren hat man in wissenschaftlichen Kreisen die Möglichkeit in Erwägung gezogen, daß eventuell psychische Vorgänge den Körper beeinflussen könnten. Noch immer ist man sich in weiten Kreisen noch nicht sicher, und in die allgemeine Praxis ist es noch immer nicht aufgenommen worden. Aber immerhin beschäftigt man sich damit und forscht nach eventuellen, meßbaren Zusammenhängen. Durch diesen Schritt könnte die Somatik endlich zur allgemein anerkannten Psychosomatik erweitert werden, worauf die wachsende Anzahl psychosomatischer Einrichtungen bereits hinzuweisen scheint.

Doch fehlt in dieser Betrachtungsweise bisher noch die Berücksichtigung der geistigen Dimension der Menschen. Auch die Psychosomatik müßte erweitert werden um den geistigen Aspekt und in eine »Logo-Psycho-Somatik« (Feuerabendt) münden. Diese »Logo-Psycho-Somatik« löst sich von dem Mensch als Individuum und berücksichtigt sein Integriertsein in die ihm übergeordneten Bezugseinheiten. Erst sie kann dem Anspruch einer Ganzheitsmedizin gerecht werden und den Menschen in seiner Ganzheit erkennen, würdigen und behandeln.

Die persönliche Bezugseinheit »Ich«

Die erste »Bezugseinheit«, die besprochen werden soll, ist der Mensch. Augenscheinlich ist der Mensch die einzige Bezugseinheit mit einem Bewußtsein. Den Tieren sprechen wir ein Leben zu, das von Trieben und Instinkten geleitet wird (von der Intelligenz Gottes), und den Einheiten Erde, Sonnensystem und Weltall versagen wir gar jede Selbstwahrnehmung. Mag sein, daß dieses Selbstbewußtsein eines bestimmten Ordnungsgrades der Materie bedarf. Ebensogut könnte es sein, daß dieses Selbstbewußtsein allem immanent ist, sich aber erst ab einer bestimmten Entwicklungsstufe artikulieren kann. Auch könnte es sein, daß alles und jedes ein Selbstbewußtsein hat und dieses – für uns nicht wahrnehmbar – auch tatsächlich zum Ausdruck kommt. Wie dem auch sei, beweisen können wir von alldem nichts, und so müssen wir uns auf Vermutungen stützen bzw. an die Analogiegesetze halten. Ich bewege mich hierbei in relativer Nähe zur Wissenschaft, wenngleich ich jeder Erscheinung des Seins eine Selbstwahrnehmung zuspreche, nicht jedoch ein Selbstbewußtsein, das ein selbständiges Handeln ermöglicht.

Dieses Selbstbewußtsein ist eine äußerst ambivalente Erscheinung. Zum einen befreit es anscheinend seinen Träger von dem marionettenhaften Fadendasein, das ihm ansonsten den Rang und die Wertigkeit eines Sklaven überläßt. Zum anderen aber ist dieser Ausblick in die Freiheit mit einer ebenso großen Selbstverantwortung bzw. Selbstverpflichtung gekoppelt. Das Märchen der absoluten Freiheit müssen wir dem Gedankengut des Kindermenschen zurechnen. Es gibt sie nicht. Es gibt nur die Freiheit, die der Pflicht direkt proportional zugeordnet ist, die in ihrer Erweiterung stets eine Erweiterung des Pflichtgefühls fordert. Die Institutionalisierung des Pflichtgefühls finden wir im Gewissen. In der Psychologie ist es definiert als »die kognitiven und emotionalen Steuerungen, die das menschliche Verhalten hinsichtlich seiner Übereinstimmung mit anerzogenen moralischen und sozialen Normen einer Gesellschaft beurteilt«.[12] Was die Meßbarkeit des Sachverhaltes betrifft, so mag diese Definition noch in oberflächliche Bereiche einzudringen. In den darunterliegenden Schichten jedoch, die dem wahren Kern der Sache wesentlich näher liegen, vermag sie nicht mehr als Hilfsmittel zu dienen.

Der Mensch ist nicht nur ein soziales Wesen, das seine einzige Pflicht im Gesellschaftsleben hat. Er ist Bestandteil einer ganzen kosmischen Ordnung, und seine Verstrickungen gehen so weit, daß die moralischen und die sozialen Steuerungen auf die Natur, auf die Religion und auf kleinere Bezugseinheiten als der Mensch selbst, zum Beispiel die Zelle, ausgedehnt werden müssen.

Es ist dies einer der wichtigsten Punkte für den Menschen. Nur mit einem ruhigen Gewissen kann der Mensch zur Gesundheit gelangen – und nur wenn wir die gesamte Bedeutung des Gewissens erfassen, können wir begreifen, was Gesundheit letztendlich ist.

Wendet sich nun ein Individuum gegen diese übergreifende Harmonie, manifestiert sich dieser Übertritt in der Belastung des eigenen Gewissens – also in einer Belastung der eigenen Gesundheit, die sich zum Beispiel in Schlafstörungen, Depressionen, Minderwertigkeitsgefühlen oder allgemeiner Überreizung äußern kann.

Obwohl dieses Thema von immenser Bedeutung ist, werden wir es vorerst ruhen lassen. In keinem der noch folgenden Kapitel wird es übergangen werden, und erst im Zusammenhang mit den uns übergeordneten Bezugseinheiten wird seine alles durchdringende Wichtigkeit offensichtlich werden.

Den Menschen, die persönliche Bezugseinheit »Ich«, wollen wir im folgenden als ein Produkt der vier Bestandteile Körper, Geist, Seele und Bewußtsein verstehen. Der Zustand der Gesundheit wurde definiert als harmonisches Zusammenwirken der Fragmente. Für die Bezugseinheit »Ich« bedeutet dies, daß der Mensch nur dann gesund sein kann, wenn Körper, Geist und Seele im Bewußtsein denselben Stellenwert besitzen und gemeinsam, in harmonischer Wechselwirkung, dessen Realität bilden. Betrachten wir des Menschen Tun und Lassen in Hinblick auf die geforderte Gleichbewertung der Dimensionen, kommen wir jedoch zu dem Schluß, daß innerhalb dieser Bezugseinheit die Harmonie total verlorenging und an ihre Stelle die Diktatur trat. Der Regent ist der Geist, und die Lakaien sind der Körper und die Seele. Gleich, in welchen Bereich des Lebens wir schauen – überall finden wir die Dominanz des Geistes und die Machtlosigkeit der Untergebenen, die im Bewußtsein kaum ein Mitspracherecht besitzen.

Betrachten wir beispielsweise den Sport. Wenigstens er sollte einen Ausgleich zum Alltagsleben schaffen und eine gesunde Wirkung auf den Menschen haben. Wenigstens er sollte Körper, Geist und Seele harmonisieren und in Gleichklang bringen. Aber was sehen wir, wenn wir auf den westlichen Sport schauen? Welche Ziele schreibt man dort am größten? Es geht um Schnelligkeit, um Weite und Höhe, um Tore und Körbe, um Massen und nicht zuletzt um Faustschläge. Es geht darum zu siegen – darum, besser zu sein als der andere. Und letztendlich ausschließlich darum,

dem Herrscher auf dem Thron, dem Geist, zu frönen. Denn nur dieser kann die Siegerurkunden bewerten, die Glückwünsche und Gratulationen und in Selbstgefälligkeit vor den anderen prahlen.
Dem Körper ist die Siegerehrung, diese Huldigung an die Muskulatur, gleich. Er kann sie nicht empfinden und verwerten. Es spürt nur, daß ihm das Kraftfutter und widrigenfalls die Dopingmittel, das ständige Aufgeputschtsein mit anschließender Leistungshascherei zuwider ist und er sich gerne einmal seinen eigenen Bedürfnissen gemäß bewegen würde. Nicht zuletzt würde auch er gerne mit der Seele gemeinsam vor das Bewußtsein treten und als empfindende Instanz ein Wörtchen mitreden. Aber allein der Wunsch bleibt ihm treu, und mit diesem die Aggression, die Wut auf den Despoten, die sich irgendwann einmal entladen muß und dann in körperlichen Symptomen ihren Ausdruck findet.
Dieser Ansatz der Leistungsbezogenheit ist ein vorwiegend westlicher. Hauptsächlich hier, wo die Materialisten, die siegreichen Eroberer und Zerstörer zu Hause sind, findet sich dieser Trieb zum Wettkampf. Anders dagegen ist es in den entgegengesetzt orientierten Sportarten der süd- und ostasiatischen Länder. Wer eine östliche Sportart erlernt, wobei diese im eigentlichen Sinne keine Sportart ist, sondern Ausdruck einer Lebensführung, wird sehr schnell den Unterschied begreifen und spüren, daß dieser Anspruch an Sport, die Dreieinheit Körper, Geist und Seele im Bewußtsein zu harmonisieren, keine graue Theorie ist, sondern eine sogar durchaus einfach erlernbare Gewißheit.
Wenn nun schon beim Sport die Bilanz so katastrophal ist, wie muß es dann erst in den anderen Bereichen aussehen? Zum Beispiel in der Arbeitswelt. Können wir in ihr etwa eine Annäherung an die Gesundheit erfahren? In weit über 90

Prozent aller Fälle nicht. Nicht nur, daß hier weder der Körper noch das persönliche Empfinden, die Seele, gefragt werden. Selbst der individuelle Geist ist in den meisten Fällen unerwünscht und muß sich einseitig den betrieblichen Zielen unterordnen: Die Ware zählt, das Endprodukt – die Norm, die Produktionsleistung, die Geschwindigkeit und nicht zuletzt das liebe Geld. Je billiger produziert werden kann, je mehr Waren man absetzen kann, um so besser.

Der Wirtschaftskreislauf hat sich von den Bedürfnissen der Menschen gelöst. Er fristet ein Eigenleben mit eigenen Gesetzen. Nicht mehr die Frage steht im Vordergrund, ob die Menschen ein bestimmtes Produkt brauchen und ob es gut für sie ist – sondern die Frage, wie man die Menschen so weit bringen kann, ein bereits erzeugtes Produkt auch tatsächlich zu konsumieren.

Noch viel gravierender finden wir ein analoges Phänomen in den Produktionsverhältnissen selbst. Nicht die Arbeiter sind der Maßstab für die Produktion, sondern umgekehrt, die Arbeiter werden immer noch zum Sklaven der alles beherrschenden Produktionsnotwendigkeiten. Ein Beispiel unter Tausenden ist die Schichtarbeit. Damit die Produktion tatsächlich rentabel ist, muß sie Tag und Nacht laufen. Daß hierdurch die Krankheitsanfälligkeit der Arbeitnehmer meßbar gesteigert wird, spielt offensichtlich eine untergeordnete Rolle. Der Geist des Arbeitnehmers wird sich zu Wort melden und sagen: »Früher haben wir noch viel mehr arbeiten müssen und bei weitem nicht so viel Geld gehabt wie heute. Noch nie haben wir uns Produkte aus der ganzen Welt in solch einem Ausmaß kaufen können. Uns ist es noch nie so gut gegangen wie heute.«

Augenscheinlich trifft dies auch zu. Noch keine Generation vor uns (und sehr wahrscheinlich auch keine nach uns) hatte den Luxus so vieler Millionen von Autos besessen, daß

sie daran zu ersticken drohte; und wenn wir unter die buntschillernde Oberfläche sehen, erkennen wir bei vielen Menschen, daß aus der einstigen Fülle der Lebendigkeit Michael Endes »Nichts« geworden ist und sie ihren Sinn des Lebens darin suchen, dieses Nichts mit Pralinen, Fernsehen, teuren Teppichen, Kleidern, Fernreisen, Autos, Edelsteinen, Pelzmänteln, Drogen aller Art, Kosmetik und vielem anderen mehr auszustopfen. Der Körper darf sich kaum mehr bewegen und muß nur noch die Zivilisationsabfälle verdauen – sei es in Form von Edelpasteten oder Kohlenmonoxid.
Aber was ist mit unserer Empfindung, mit unserer Seele, die wir bisher außer acht gelassen haben? Sie ist uns eine Richtschnur für die Natürlichkeit unserer Bedürfnisse. Je lebensnotwendiger diese Bedürfnisse sind, um so klarer werden ihre Äußerungen sein. Bei einem Menschen in der Wüste zum Beispiel, der schon zwei Tage lang kein Wasser mehr getrunken hat, wird ein Glas Wasser ganz andere Emotionen auslösen als bei unsereinem, der im Spirituosen-und-Limonaden-Paradies lebt. Er wird sich freuen und überglücklich sein und vielleicht sogar Gott danken, daß ihm dieses Glas Wasser noch zuteil wurde. Und bei uns? Wohl in den seltensten Fällen wird auf unserem Tisch ein Glas Wasser ohne Kohlensäure zu finden sein. Es genügt uns nicht. Es macht uns nicht zufrieden. Unsere Empfindungsfähigkeit ist schon so weit abgestumpft, daß wir den Genuß des klaren Wassers gar nicht mehr wahrnehmen können. Die Sollgrenze hat sich weit nach oben in Richtung Luxus verschoben, und es muß zumindest Kohlensäure im Wasser sein, wenn nicht gar Zucker und Farbstoff, Vitamine und Fruchtsaftanteile. Oder es muß Alkohol sein, Bier oder Wein oder sogar Champagner. Aber selbst dann, wenn wir Fruchtsäfte, Bier oder Wein trinken, wird die Seele nicht

mehr entsprechend reagieren können. Sie wird keine Freudentänze mehr veranlassen oder stürmische Glücksgefühle – sie ist übersättigt und voll und unfähig, lebendigen Frohsinn zu zeigen.

Die Überfütterung unserer Seelen ist nicht der einzige Grund für ihr Absterben. Ein weiterer Grund ist die ständige Zerteilung der Ganzheit in kleine Bruchstücke. Zu dem vollen Genuß eines Apfels beispielsweise gehören seine äußere Erscheinung, sein Duft, sein Aroma, sein Fleisch, sein Saft und am besten noch der Baum, an dem er wuchs, unter welchem wir den Apfel essen. Nähmen wir diesem Apfel seinen Duft, so würde der Genuß des Apfels erheblich gemindert. Malten wir ihn noch dazu mit einer Lebensmittelfarbe blau an, vielleicht gar noch mit schwarzen Streifen, dann würde uns der Appetit gänzlich vergehen. Daran sieht man, daß es unbewußte Werte sind, die durch den Apfel aktiviert werden und die uns den natürlichen Genuß übermitteln. Je weniger von diesen Werten durch den Apfel aktiviert werden, um so geringer ist sein Wert für unseren Genuß und somit für unseren Körper.

In unserer Zeit werden aber nicht nur Äpfel in ihre Bestandteile zerlegt. Auch der Mensch wird reduziert auf Einzelheiten, die hinter der Ganzheit weit zurückbleiben. Ein durchaus alltägliches Beispiel hierfür ist das Telefonieren. Wir unterhalten uns mit einem anderen Menschen, ohne ihn zu sehen, ohne ihn zu riechen, ohne die Möglichkeit, in den Augen, in der Gestik, in der Mimik nach der Wahrheit suchen zu können. Wir unterhalten uns zwar mit ihm, aber nur mit etwa 20 Prozent unseres Menschseins, mit 20 Prozent unserer Anlagen, was zu einer langsamen Degeneration unserer Sinne führen kann.

Mit einem Bildschirm können wir zwar die Menschen sehen oder hören, aber wir können nicht mit ihnen kommu-

nizieren. Das einzige, was wir beeinflussen können, ist ihre Anwesenheit, die ein Druck auf die Taste leicht beendet.
Eine weitere Beschneidung der Lebendigkeit finden wir bei der Schreibmaschinenschrift. Hinter ihr steht die Lebendigkeit der Handschrift, eine fließende Bewegung, die eingeengt wird in begrenzte starre Normen, in stilistische Monotonie, die von ihrem äußeren Erscheinungsbild her nichts mehr mit dem Verfasser zu tun hat. Sie ist ein entfremdetes und somit ein entfremdendes Abbild der Persönlichkeit.
Diese Reihe der Seelenkastrationen könnten wir ebenfalls ins fast Unendliche fortführen.
Wir wollen uns an dieser Stelle fragen, wie es zu einer solch pathologischen Hierarchie kommen konnte. Dazu werfen wir einen Blick zurück und begeben uns in die Urzeit, zu den Anfängen der Menschwerdung. In der lebensbedrohlichen Umwelt hatte der Mensch angesichts seiner vergleichsweise erbärmlichen körperlichen Ausmaße und Fähigkeiten außer dem Geist kein Mittel, welches ihm im Kampf auf Leben und Tod in der Natur das Überleben gewährleistete. Er war nicht stark, nicht schnell, er konnte nicht davonfliegen und sich auch nur unzureichend tarnen – er konnte physisch kaum etwas ausrichten. Was ihn allerdings von der übrigen Natur unterschied und ihn auszeichnete, war die Fähigkeit zu denken. Und diese half ihm in einem solchen Maße, daß aus dem »Nichts« der Herrscher der Erde wurde.
Daß die Verbindung zwischen Körper, Geist und Seele in aller Harmonie zu existieren fähig ist, sehen wir heute noch bei manchen Naturvölkern. In diesem Entwicklungsstadium war der Mensch darauf angewiesen, in innerer Harmonie mit sich selbst, in äußerer Harmonie mit seinen Stammesgenossen und der Natur und nicht zuletzt in Har-

monie mit den religiösen Aspekten des Seins zu leben. In der Folge erlebte der Geist jedoch eine steile Karriere, die nicht zuletzt durch die ständigen positiven Konditionierungen, die der Mensch in seinen geistigen Anwandlungen erlebte, beschleunigt wurde. Einfach alles schien mit Hilfe des Verstandes lösbar zu sein. Und jedes gelöste Problem verhalf dem Intellekt zu einem solchen Aufschwung, daß diesem kaum noch Einhalt zu gebieten war – ähnlich, wie es beispielsweise bei ständig bejubelten Stars vorkommen kann: Irgendwann verlieren sie den Bezug zur Realität, sie heben ab und werden größenwahnsinnig.

Im wahrsten Sinne des Wortes abgehoben von der Natur hat sich der Geist in den letzten zwei- bis dreihundert Jahren. Wenn es auch eine stete Entwicklung war durch all die Jahrtausende der Evolution, die die Spezies Homo sapiens durchlief, so ist doch die Neuzeit die entscheidende Periode, in der alle Tendenzen kumulierten und sich in der nach außenhin sichtbaren Krankheit manifestierten.

Die Ziele, die hierbei artikuliert wurden, waren diejenigen des Geistes, der es nun satt war, seine Genialität in Abhängigkeit vom »Pöbel«, in Abhängigkeit von Körper und Seele, zu sehen. Er wollte als die ganz und gar einzige Ursache, als das einzige Maß aller Dinge gelten und ausschließlich seinen Vorstellungen gemäß die Welt verändern bzw. sich untertan machen – ohne Rücksicht auf die Realität, ohne Rücksicht auf die gegebenen Naturgesetze, die zu ignorieren er sehr gerne bereit war. Er wollte frei sein. In der Philosophie nennt man diese Entwicklungsstufe der Seele die Aufklärung: »Der Grundgedanke der Aufklärung war: Die Vernunft mache das eigentliche Wesen des Menschen aus und enthält daher den allgemein gültigen Wertmaßstab für alle menschlichen Werke, Tätigkeiten und Lebensverhältnisse in sich.«[13]

Setzen wir nun diese Geisteshaltung mit der Bezugseinheit »Natur« in Verbindung, so können wir Francis Bacon zitieren, der die Gedanken Roger Bacons »zu einem umfassenden Programm der Erneuerung des menschlichen Wissens ausweitete, dessen Grundlage allein Experiment und Erfahrung, dessen Zweck die praktische Naturbeherrschung durch den Menschen sein sollte«.[14]

Hinsichtlich der Bezugseinheit »Kosmos« (Religion) fiel die Absage nicht minder deutlich aus. Es wurde eine vernunftgemäße Religion angestrebt. Bezieht man sich aber auf die eigentliche Bedeutung des Wortes »Religion«, so können wir einen eklatanten Widerspruch entdecken. »Religion« heißt übersetzt »Wiedervereinigung, Rückbindung«. Dies kann nur die Bindung des Menschen an die göttliche Dimension bedeuten. Aber der Mensch besteht nicht nur aus seinem Gehirn. Bei der Religion ist der maßgebliche Aspekt der der Empfindung: Gott kann nicht erdacht, Gott kann nur intuitiv erfahren werden.

Betrachten wir weiter die Geschichte von der Diktatur der Kopflastigkeit, so kommen wir auf das zweite Merkmal der Gesundheit zu sprechen bzw. auf dessen Fehler – die Selbständigkeit des einzelnen. Der Physiker Isaac Newton hatte schon im 18. Jahrhundert eine gewisse Tiefe erahnt, wohl aber nicht ihre katastrophalen Auswirkungen absehen können, als er sein Lebenswerk mit folgenden Worten beschloß: »Sein und Wissen ist ein uferloses Meer. Je weiter wir vordringen, um so unermeßlicher dehnt sich aus, was noch vor uns liegt; jeder Triumph des Wissens schließt hundert Bekenntnisse des Nichtwissens in sich.«[15] In diesem Sinne setzte sich die Ausdehnung der Dominanz des Geistes fort – um mit Newton zu sprechen: in immer größere Bereiche des Nichtwissens.

Gerade in der Medizin von einer ständigen Ausdehnung

des Nichtwissens und einer Aufgabe der Selbständigkeit zu reden, scheint auf den ersten Blick eine recht unglaubwürdige Dummheit zu sein. Die Anzahl der Medikamente ist ins Unermeßliche gestiegen, die Apparaturen können Dimensionen berechnen und untersuchen, die man sich nicht einmal mehr vorzustellen vermag, und das Wissen über die Krankheiten hat ein Ausmaß angenommen, das schon lange keiner mehr begreifen kann. Aber genau hier liegt die Gefahr – die Ursache der Unwissenheit. Es gibt heutzutage keine Universalgelehrten mehr, genausowenig wie es noch Mediziner gibt, die die gesamte Medizin beherrschen. Es gibt nur noch Fragmentspezialisten. Der Mensch kann bei dieser Fülle an Wissen gar nicht mehr als Einheit, als Organismus, gesehen werden, sondern nur noch als »Maschine«, die daraufhin untersucht wird, ob das jetzige Inventar repariert werden kann oder ob ein neues Ersatzteil her muß. Im Krankenhaus geht es zu wie in einer Kfz-Werkstatt.

Das Heilsystem wurde auf einem Prinzip aufgebaut, das selbst die Fachleute zu unwissenden Hilfsassistenten degradiert. Aber damit nicht genug. Wenn selbst diejenigen, die sieben bis acht Jahre lang nichts anderes als die Medizin studierten, vor dem Gesetz wie Ersatzteilpfleger behandelt werden, wie erst steht dann »Otto Normalverbraucher« da? Mit Nichtwissen darf man seinen Zustand schon gar nicht mehr beschönigend umschreiben. Der Normalbürger wird quasi zum Idioten erklärt – und was das bedeutet nach unserer Definition der Gesundheit, liegt auf der Hand. Durch die pathologische Intellektualisierung wird dem Menschen die Gesundheit geraubt und nicht gegeben. Die Medizin suggeriert dem Individuum seine Unselbständigkeit, sein Ausgeliefertsein, und trägt damit zur negativen Entwicklung der Krankheit bei.

Um wirklich gesund zu werden, muß sich, wie bereits gesagt wurde, die Harmonie von Körper, Geist und Seele im Bewußtsein und zusätzlich die bewußte Harmonie mit sämtlichen Bezugseinheiten, bis hin zu Gott, einstellen – erst dann ist dem Heil des Menschen Genüge getan.
Dieses Bewußtsein wiederum muß aktiv im Dienste der Harmonie eingesetzt werden. Im Falle einer Krankheit, nicht einer Verletzung; nimmt das Bewußtsein die Abweichung von der Harmonie wahr sowie die anschließenden Bedürfnisse, die zur Gesundung führen. Der Natur wohnen unermeßliche Selbstheilungskräfte inne, und der einzige Weg einer wirklichen Heilung kann nur über diese erfolgen.
Die volle Energie dieser Selbstheilungskräfte kann jedoch nur aktiviert werden, wenn ihre Bestandteile auf die größtmögliche Nähe zusammenrücken und ihre Kräfte vereinen. Dann gibt der Körper Signale, wenn der Geist schweigt, und die Empfindung darf ins Bewußtsein treten. Der Patient wird spüren, ob ihm – beispielsweise – ein Schnaps guttut oder ein Kamillentee, eine Roßkur oder Schlaf. Nicht der Arzt kann letztlich wissen, was dem Patienten wohl bekommt, sondern nur der Patient selbst. Wenn es dann wirklich einmal dazu kommen sollte, daß die Selbstheilungskräfte überfordert sind – und das ist bei einem ansonsten gesunden Menschen eher selten der Fall –, dann muß auf den ganzen Menschen eingegangen werden in Verbindung mit seiner speziellen, individuellen Symptomatik und nicht auf das Allgemeinbild der Krankheit. Es gibt keine Krankheiten an sich, es gibt nur kranke Menschen – und deren Selbstheilungskräfte gilt es zu aktivieren. Was aber geschieht in der Regel in einer Arztpraxis? Kaum haben wir zwei Minuten lang über unsere Krankheit und unsere Symptomatik berichtet, liegt schon das ausgefüllte

Rezept vor unserer Nase. Falls wir uns dann tatsächlich erdreisten und nach dem Krankheitsbild fragen, bekommen wir nur ein paar Fremdwörter zu hören, die uns so stark vor den Kopf stoßen, daß wir es schon bedauern, jemals gefragt zu haben. Wenn wir dann tatsächlich noch immer wissensdurstig sind und voller Mut und Hoffnung auf den Waschzettel schauen, der das Medikament eigentlich erklären sollte, wird uns das den Rest geben. Dies ist keine allzu gute Voraussetzung für eine Heilung – ein schlechtes Gefühl im Bauch und die Gewißheit, über sich und seine Krankheit nichts zu wissen!

Aber nicht nur das. In der Homöopathie führt man die Vielzahl der chronischen Krankheiten auf nur fünf wesentliche Krankheitsbilder zurück. Eines dieser Krankheitsbilder ist die Arzneimittelkrankheit. Samuel Hahnemann, der Begründer der Homöopathie, ging in seinen Überlegungen zur Entstehung von Krankheiten von einer »Steuerungszentrale« aus. Sobald eine Störung in dieser Zentrale auftritt, so dachte er, wird diese in Form einer Krankheit in die Peripherie projiziert, um zum einen das wichtige Zentrum nicht zu gefährden und zum anderen durch das Ausheilen dieser Krankheit wieder zum inneren Gleichgewicht zurückzufinden. Die Krankheit ist ein Symptom, das eine Beeinträchtigung der Lebensenergie, ein Ungleichgewicht der Ganzheit Mensch repräsentiert. Hierbei geht es nicht nur um die Heilung der Krankheit, sondern hauptsächlich um die Rückführung des gesamten Organismus in sein ursprüngliches Gleichgewicht. Wenn aber die Symptome der Krankheit durch ein allopathisches Arzneimittel bekämpft und die Selbstheilungskräfte unterdrückt werden, kann die »Steuerungszentrale« nicht genesen. Das periphere Symptom verschwindet dann zwar, aber das Ungleichgewicht innerhalb der Steuerungszentrale bleibt bestehen und sucht sich eine neue Ausdrucksmöglichkeit in schwerer wiegenden Symptomen. Hieraus resultiert dann ein neues Krankheitsbild – die Arzneimittelkrankheit.

Haben wir eine ungefährliche Grippe, so ist diese zwar keine Krankheit, sondern eine exogen, durch Viren verursachte »Verletzung«, aber gleichzeitig auch ein Hinweis auf eine Schwäche des Körpers – denn ein gesunder Körper mit einem intakten Immunsystem ist so leicht nicht von einer Grippe zu überrennen. In einem solchen Fall braucht der Mensch Ruhe, um seine Kräfte zu regenerieren. Außerdem noch das, was der Körper über Gelüste und Wünsche als Bedürfnis offenbart: viel Schlaf, viel Essen, vielleicht gar kein Essen, sondern viel Flüssigkeit etc. – je nachdem, was der Körper will. Was er jedoch ganz und gar nicht will, was ihm sogar schadet, ist ein Medikament, das die Symptomatik zwar bekämpft, aber die Selbstheilungskräfte unterdrückt und die Sachlage kompliziert.

Wer ist nun schuld an der Fehlbehandlung? Doch eigentlich wir selbst. Wir nehmen uns nicht einmal eine Woche Zeit, um die Grippe richtig auszukurieren. Wir denken vielleicht an die Arbeit – an den Chef oder die Arbeitskollegen, vielleicht an ein Vergnügen, eine Party oder eine Wochenendreise oder vielleicht sogar mit Panik an die Langeweile im Bett. Daß hieraus Komplikationen entstehen, die sich über Monate, ja sogar Jahre ausdehnen und verschlimmern können, ist den meisten von uns nicht bewußt – sind wir doch vom Arzt auf solche Zusammenhänge nicht hingewiesen worden.

Wir dürfen uns jedoch nicht über die Tatsache hinwegtäuschen lassen, daß diese Vorgehensweise nicht nur den allopathischen Ärzten anzulasten ist. Mittlerweile ist die Nachfrage nach dem Naturarzt ein erheblicher ökonomischer

Faktor. Die schnelle Mark mit der Irisdiagnose und den Naturheilmitteln zu machen ist inzwischen bedauernswerterweise weit verbreitet. Da lobe ich mir doch die Praktiken der alten chinesischen Medizin: Der Arzt bekam nur Geld, solange der »Patient« gesund war, und im Falle einer Krankheit war er verpflichtet, den Kranken bis zu seiner Gesundung kostenlos zu behandeln.

Was bei einer neuen Medizin unerläßlich sein sollte – wobei diese im Falle der endogenen Krankheiten nur eine naturheilkundliche sein darf –, ist die aktive Einbeziehung des Kranken in den Gesundungsprozeß. Der Patient sollte zum mündigen Patienten erzogen und erklärt werden. Denn nur eine gesunde Einstellung kann einen gesunden Menschen formen. Dazu gehört auch die am Ende des vorigen Kapitels angesprochene Erweiterung der Psychosomatik zur »Logo-Psycho-Somatik«. Dies meint, daß auch eine kranke Geisteshaltung die Ursache für eine Krankheit sein kann. Und hierin liegt die größte Schwierigkeit der Gesundung überhaupt. Über Jahrtausende hinweg wurde der Geist für seine ständige Ausbreitung positiv konditioniert – und jetzt, mit einemmal, soll er anerkennen, daß er die Ursache für Krankheiten sein kann. In der Tat ein schwieriges Unterfangen. Aber zum Glück muß er sich ja nicht selbst ausschalten, sondern nur wieder in die Gemeinschaft mit Seele und Körper zurückkehren und sich selbst als Diener einer größeren Gemeinschaft akzeptieren. Im Falle der nächstgrößeren »Bezugseinheit Mensch« soll der Geist im Dienste der menschlichen Gesundheit denken und sich auf dieses Ziel ausrichten. Damit wäre eine wesentliche Grundlage für die »Logo-Psycho-Somatik« geschaffen.

Da es aber weitere Bezugseinheiten gibt, darf auch dieses Stadium der »Logo-Psycho-Somatik« nicht der Weisheit letzter Schluß sein. Nur dann, wenn die innere, logopsychosomatische Harmonie mit einer äußeren, sämtliche Bezugseinheiten umfassenden Harmonie korrespondiert, hat die Medizin den geistigen Horizont erlangt, der die Voraussetzung für eine wirkliche Heilung darstellt.

Fassen wir noch einmal kurz zusammen, was hinsichtlich der Bezugseinheit »Ich« von Bedeutung ist für die folgenden Ausführungen. Man kann das Universum bildlich als eine durchgehend zusammenhängende Lebenskette beschreiben, wobei die Veränderung eines einzigen Gliedes eine Veränderung der gesamten Kette zur Folge hat. Eines dieser unendlich vielen Glieder ist der Mensch. Er ist eine Dreieinheit aus Körper, Geist und Seele, die sich im Bewußtsein widerspiegelt. Die Grundlage für sein Wohlergehen ist die Harmonie seiner einzelnen Bestandteile bis hin zum Bereich der Zellen und darüber hinaus. Die aus der Gesundheit resultierende, relative Selbständigkeit verpflichtet den Menschen, mit Hilfe seines Bewußtseins zur Aufrechterhaltung der natürlichen Ordnung innerhalb der Lebenskette beizutragen. Übergeht er jedoch die gesundheitlichen Gesetze, wird ihm – größtenteils unbewußt – ein schlechtes Gewissen aufgebürdet, das ihn entweder zur Kompensation veranlaßt oder aber ein vermindertes Wohlbefinden zum Resultat hat, was sich ab einer gewissen Stärke als Krankheit manifestiert. Die aktuelle pathologische Lage der Menschheit wird auf die einseitige Auswucherung des Intellektes zurückgeführt und auf die daraus resultierende Disharmonie.

Zum Schluß dieses Kapitels möchte ich noch eine kleine Geschichte aus dem *Medizinrad* der indianischen Astrologie zitieren, die dazu geeignet ist, das bisher Gesagte anschaulich zu symbolisieren. Da wir zweitausend Jahre lang, bis zu Christi Geburt, im Zeitalter des Widder lebten und in dieser Zeit die Anfänge unserer westlichen Kultur liegen, behandelt die Geschichte dasjenige Tierkreiszeichen, das in der indianischen Astrologie unserem Widder entspricht: den Habicht. Der Elementeklan dieses Zeichens ist der Donnervogelklan, worauf sich auch der Titel dieser Geschichte zurückführen läßt.

Wie der Donnervogel entstand

Es war einmal ein großer Habicht. Der größte Habicht, der jemals auf Erden gelebt hatte. Dieser Habicht war so groß, daß der Schatten seiner Flügel zwei Hütten verdunkelte, wenn er über das Dach flog. Zum Glück für die Menschen war dieser Habicht gut und freundlich zu allen, die ihn kannten.

Aber der Habicht war nicht nur groß, er war auch sehr mächtig. Sobald er ein bestimmtes Lied anstimmte, versammelten sich alle Habichte der Umgebung um ihn, um sich mit ihm zu beraten. Mit einem anderen Gesang konnte er jede Regenwolke, die sich am Himmel zeigte, einfangen und zu sich holen. Es hieß sogar, daß er ein bestimmtes Lied hatte, das Mäuse und Kaninchen direkt in seine Fänge springen ließ, wenn er tief über der Erde kreiste. Er war in der Tat ein sehr mächtiger Habicht.

Dieser Habicht war so mächtig, daß die Donnerwesen eines Tages beschlossen, ihm ein besonderes Lied zu verleihen, mit denen er sie herbeirufen konnte. Um dieses Lied richtig singen zu können, mußte er zuerst eine runde Hütte bauen, die groß genug war, ihn und alle anderen Tiere, die er zu seinem Gesang einladen wollte, zu umfassen. Weiterhin mußte er einen ganz besonderen runden Altar errichten, an dem er besondere Dinge aus dem Mineral-, Pflanzen- und Tierreich zu hinterlegen hatte. Ebenso hießen sie ihn dem Großen Geist seinen Dank abzustatten, bevor er jenes Lied anstimmte, um den Donnerwesen dafür zu danken, daß er ihre Kraft mit ihnen teilen durfte.

An einem Sonntag beschloß er nun, dieses Lied zu singen, und traf alle Vorbereitungen, die die Donnerwesen ihm aufgetragen hatten. Er lud einige Habichte, einen Adler, zwei Raben, einen Geier und einen Seeadler in seine Hütte ein. Sie nahmen seine Einladung an, und als der Gesang beendet war und die Donnerwesen herbeigeeilt waren, verließen sie alle die Hütte in dem Wissen, daß sie durch das Vernehmen dieses Gesanges eine besondere Kraft erhalten hatten.

Großer Habicht hatte bemerkenswerte Kräfte erhalten und konnte von nun an mit einer einzigen Berührung seiner Flügel sogar die tiefsten Wunden seiner Freunde heilen. Aber mit dem Ausmaß an Kraft, das er jetzt besaß, wurde Großer Habicht ganz und gar nicht fertig, und anstatt allmorgendlich, wie geheißen, dem Großen Geist seinen Dank abzustatten, verkündete er frech: »Ich bin der mächtigste aller Habichte. Ich bin der große Kaik-Kaik-Kaik.«

Der Große Geist schaute diesem Treiben eine Weile geduldig zu, in der Hoffnung, daß sich Großer Habicht wieder an seine Anweisungen erinnern würde. Aber nichts dergleichen geschah. Im Gegenteil. Großer Habicht wurde immer dreister.

Im darauffolgenden Sommer beschloß Großer Habicht, das Lied der Donnerwesen erneut zu singen, um noch mehr Kraft zu erhalten. Er glaubte, daß er jetzt so mächtig war, daß er sich nicht darum zu kümmern brauchte, eine Hütte zu bauen oder die Vorbereitungen zu treffen, die ihm aufgetragen worden waren. Ja, er kümmerte sich nicht einmal darum, dem Großen Geist oder den Donnerwesen seinen Dank darzubringen. Und dieses Mal lud er alle Vögel und Tiere ein, damit sie Zeuge seiner Macht werden konnten.

Er stimmte sein Lied von seinem Nest im höchsten Baum der Umgebung an: Putzte und plusterte sich nur um so mehr auf, je näher die Donnerwesen herankamen. Plötzlich schoß ein Blitzstrahl aus einer Wolke heraus und ging in dem Augenblick, als er die Spitze seines Flügels berührte, in einem Flammenball auf, um ebenso plötzlich mit dem Habicht zu entschwinden, bevor irgendeinem der anderen Tiere ein Leid zugefügt wurde. Sie alle blickten verwundert um sich und trauten ihren Augen nicht. Großer Habicht fand sich selbst aber im Himmel vor dem Großen Geist wieder. »Großer Habicht«, sagte der Große Geist, »du warst zu überheblich, du hast vergessen, deinen Dank abzustatten. Du hast die Zeremonie mißachtet, die dir anvertraut worden war. Du hast die wirkliche Quelle deiner Kraft aus den Augen verloren. Da du die großen Donnerwesen durch den Mißbrauch ihrer Gaben beleidigt hast, wirst du ihnen ab heute dienen. Du wirst ein großer stattlicher Vogel bleiben, aber du wirst nicht in der Lage sein, den Donner herbeizurufen. Von nun an werden sie dich rufen. Wann immer die Donnerwesen sich aufmachen, um ihre Arbeit zu verrichten, wirst du mit ihnen gehen. Und damit deine Eitelkeit nicht wieder überhandnimmt, wirst du stets hinter den Wolken verborgen sein. Einigen Menschen wirst du als seltsame Wolkenformation erscheinen und anderen als feurige Gestalt, die vom Blitz geschaffen wurde. Nur jene, die einen sehr klaren Blick haben, werden dich als das erkennen, was du bist: als den Vogel des Feuers, den Donnervogel. Geh und diene jenen, die du verletzt hast, bis du die Freuden kennengelernt hast, die daraus erwachsen können, demütig zu dienen und sich seines Platzes im Universum zu besinnen!« Und so kam der Donnervogel zu den Menschen.[16]

Die soziologische Bezugseinheit »Wir«

Bevor wir mit der Besprechung der weiteren Bezugseinheiten fortfahren können, müssen wir zuerst noch ein ganz anderes Phänomen diskutieren. Bei den kleinen Bezugseinheiten bis hin zu den Zellen war es noch nicht aufgefallen, da wir die übergeordnete Bezugsgröße, das »Ich«, sofort als das alles durchdringende Kontinuum akzeptierten. Nun aber, da wir unsere eigene, persönliche Dimension verlassen und die nächstgrößere Einheit ins Auge fassen, kommt zwangsläufig der Zweifel auf. Gemeint ist die scheinbare Isolation der Einheiten.

Der erwachsene Mensch besteht aus zirka 100 000 Milliarden Zellen (zum Vergleich: Die Anzahl der Menschen auf der Erde beträgt zur Zeit etwa sechs Milliarden). Jede dieser Zellen hat in ihrem Kern dieselbe Grundinformation – die DNS –, die theoretisch jeder Zelle Omnipotenz zuweist. Jede Zelle wäre demnach fähig, an jedem x-beliebigen Ort im Körper zu jeder x-beliebigen Arbeit herangezogen zu werden. Die Tatsache jedoch, daß es Repressoren gibt, die bestimmte Informationen der DNS besetzen, sorgt für eine endgültige Differenzierung der Zellen – so daß eine Nervenzelle beispielsweise nicht als Muskelzelle arbeiten kann. Wohlgemerkt, diese Differenzierung beruht nicht etwa auf der Ansammlung neuer Informationen, sondern lediglich auf Informationsunterdrückung.

Diese Erkenntnis der Naturwissenschaften weisen uns wie in den meisten Fällen zwar die richtige Richtung, dringen aber leider in den Wirren ihrer Zwanghaftigkeit nicht zu

den unmeßbaren Wahrheiten der wechselseitigen Beeinflussung durch. Die Zellen haben nach Aussage der Wissenschaftler die Information für den ganzen Menschen in sich und sind somit das kleinste Spiegelbild der Bezugseinheit »Ich«. Wir jedoch müssen den Bann brechen und noch viel weiter vordringen – bis in die Bereiche, wo die Zelle nicht nur den Menschen, sondern den ganzen Kosmos widerspiegelt; denn ein Bruchteil des Unendlichen (Gottes) ist immer noch unendlich, weswegen wir nie vom Kosmos, von uns selbst, getrennt sein können.
Einen Hinweis auf die Existenz dieser übergreifenden Einheit, auf die Tatsache des Verschmelzens aller Erscheinungen des Seins in einem Punkt, in jeder Erscheinung selbst, gibt uns die Holographie. Diese Bilder sind weithin bekannt: Der Wasserhahn, der plastisch aus der Wand herauskommt, obwohl es ein zweidimensionales Bild ist, oder der Kopf, der einem nachschaut, wenn man am ihm vorübergeht, oder das Segelschiff, das von den Wellen des Meeres hin und her geworfen wird, wenn wir uns vor dem Bild bewegen.
Wie kann es dazu kommen, daß die Zweidimensionalität erscheint wie die Dreidimensionalität? Das gesamte Bild besteht aus sehr vielen kleinen Bildern, wobei die kleinen Bilder genauso aussehen wie das große. Je nachdem, aus welchem Winkel man nun dieses Bild betrachtet, wird ein gewisser Ausschnitt aus jedem Mosaik herausgenommen, der sich mit den anderen Mosaikausschnitten zu einem gesamten Bild vereint. Jedes Mosaik ist also mit dem Bild identisch – wird aber niemals in seiner Ganzheit benötigt, da es sonst die harmonische Erscheinung des großen Bildes stören würde.
Ähnlich ist es bei der Zelle, die im Dienste der Gesamtheit Mensch nur einen bestimmten Aufgabenbereich zugeteilt

bekommt und mit diesem den Auftrag, das restliche Wissen brachliegen zu lassen.

Aus den wissenschaftlichen Erkenntnissen über die DNS und mit dem Wissen um die Beschaffenheit der Holographie kommt man nun zu dem Schluß, daß der einzelne in ähnlicher Weise die Gesamtheit Mensch in seinem »Ich« verinnerlicht, aber aufgrund der äußeren und inneren Gegebenheiten in Form von Blockaden (Repressoren) und Konditionierungen nur einen winzigen Bruchteil dessen repräsentieren kann.

Was der Mensch über sein Bewußtsein wahrnehmen kann, ist der Bereich, der ihm seine Identität gibt – seine Konditionierungen. Diesen Bereich hat er kennengelernt, und dessen innere Wechselwirkungen hat er bisher bei seinen Handlungen berücksichtigt. Was die meisten Menschen jedoch noch nicht gelernt haben, ist die Tatsache, daß viele Informationen von Repressoren besetzt sind und nicht direkt über das Bewußtsein zum Ausdruck kommen, wohl aber indirekt, indem sie – weil sie manipuliert wurden – sich andere Ausdrucksmöglichkeiten suchen, beispielsweise Symptome von Krankheiten.

Da auch in diesem Zusammenhang die Regel »Unwissenheit schützt vor Strafe nicht« gilt, muß der Mensch seine Unwissenheit – die von den Repressoren besetzte Information – beseitigen, um die Gesamtzusammenhänge zu erblicken und so einer nichtgewollten »Schuld« aus dem Wege zu gehen. Es ist die Aufgabe jedes einzelnen, diese Repressoren zu beseitigen, denn das Nichtwissen kann uns nicht von den etwaigen Folgen ignorierter Zusammenhänge schützen. Ähnliches gilt auch für den soziologischen Bereich im weitesten Sinne: Wir sind aufgefordert, den menschlichen Anforderungen ins Auge zu blicken und unsere größtmögliche Verantwortlichkeit zu erkennen, die weder vor der Haustür noch im fernen Afrika ein Ende findet.

Der Schweizer Psychotherapeut C.G. Jung hat den Begriff des »kollektiven Unbewußten« geprägt. Dieses kollektive Unbewußte kann man als zentrale Steuerungseinheit auffassen, die dem Individuum zwar einen freien Entfaltungsprozeß einräumt, aber in seinen Grundzügen allen Menschen gemein ist. In der aktuellen, prekären Situation müßte man dementsprechend den Willen zum Überleben der Menschheit und zum Erhalten der Erde als eine vom kollektiven Unbewußten getroffene Entscheidung sehen. Das kollektive Unbewußte korreliert natürlich ebenso mit einer ihm übergeordneten Bezugseinheit, wie auch das Bewußtsein eines jeden Menschen mit dem kollektiven Unbewußten korrespondiert. Und man kann endlos darüber diskutieren, an welcher Stelle dieses Beziehungsgeflechts nun ein spezielles Problem entstanden ist. In diesem Zusammenhang geht es zunächst aber nur darum, zu erkennen, daß das kollektive Unbewußte – in unserer Terminologie gesprochen – die nächstgrößere Bezugseinheit darstellt, in die sich die Bezugseinheit »Ich« einordnen und an der sie sich orientieren kann.

Die soziologische Bezugseinheit »Wir« entfaltet sich also außerhalb des »Ich« und ist gleichzeitig in dessen Tiefe verankert. Das soziologische Leben ist sozusagen ein ständiges Wechselspiel, in dem Worte, Taten und Gefühle nach außen gelangen, aber gleichzeitig im Inneren miterlebt werden. Demzufolge sind auch die Mitmenschen Teil des eigenen Inneren – ein Teil der durch Repressoren verdeckten Informationen. Man merkt das beispielsweise daran, daß man ein schlechtes Gewissen hat, wenn man einem Menschen – beabsichtigt oder nicht und selbst wenn man ihn nur dieses einzige Mal sieht – etwas zuleide getan hat.

Das schlechte Gewissen wird uns – ob bewußt oder unbewußt – noch längere Zeit belasten, weil der Leidtragende eben ein Teil von uns selbst ist, von dem wir uns nicht lösen können.
Für die Berücksichtigung von Zusammenhängen dieser Art scheint es in der Schulmedizin keinen Raum zu geben. Ihre Protagonisten ignorieren offensichtlich, daß alle Prinzipien, die auf eine Bezugseinheit zutreffen, auf alle anderen Bezugseinheiten übertragbar sind. Es scheint oft so, daß ein Ereignis eine positive Wirkung auf die eine Bezugseinheit hat und auf die andere eine negative. Da alles Geschehen nicht losgelöst voneinander betrachtet werden kann, sondern eine große Einheit bildet, kann sich ein Ereignis letzten Endes aber nur positiv oder negativ auf die gesamte Einheit auswirken. Dieses Gesetz der Prinzipienparallele führt zu dem Ergebnis, daß der einzelne die Gesamtheit Mensch repräsentiert und im Falle der Schädigung dieser Gesamtheit bzw. eines Teils dieser Gesamtheit sich selbst schädigt.
Bei der Anamnese von Krebs gibt es vor diesem Hintergrund keine eindeutige »Schuldzuweisung«, die entweder den äußeren Umwelteinflüssen die Priorität einräumt oder aber die Erkrankung als Folge einer inneren Disposition erklärt. Die pathologischen Entwicklungen gingen sowohl in der Umwelt als auch in den einzelnen Wesen selbst parallel vonstatten. Es macht folglich auch keinen Sinn, die Krankheit des einzelnen losgelöst von ihren Ursachen und losgelöst vom Umfeld des Patienten zu behandeln. Diese Parallele von innen und außen ist ein Phänomen, das bei der Therapie Berücksichtigung finden muß.
Was uns hierbei als Orientierungshilfe dienen könnte, sind die von den Naturwissenschaftlern oft belächelten »archaischen Psychotherapien«. Wolfgang Schmidbauer schreibt

in seinem Buch *Psychotherapie* über bestimmte Ureinwohner Afrikas, daß ihre Medizinmänner im Falle der Krankheit eines einzelnen gleich den Stamm behandelten. Ihnen zumindest war bewußt, daß es ein »Ich« nur in Abhängigkeit von einem »Wir« geben kann und daß diese Verflechtung eine überaus große Wertigkeit für die Gratwanderung zwischen Gesundheit und Krankheit besitzt.[17]

Mittlerweile hat sich aber die Lebensweise erheblich gewandelt und ist von der engbegrenzten Stammeswirtschaft zum Koloß Weltwirtschaft angewachsen. Dieser Dimension mit einer Familientherapie begegnen zu wollen, scheint einer Sisyphusarbeit gleichzukommen, wenngleich sie ein Schritt in die richtige Richtung ist.

Kommen wir zunächst wieder zu den Ursachen für die pathologische Störung der Bezugseinheit »Wir« zurück. Innerhalb der persönlichen Bezugseinheit »Ich« waren die Ursachen für den Krebs zum einen die Entwicklung der Krebszellen nach dem Motto »Divide et impera« (»Teile [= entzweie] und herrsche«) und zum anderen in der Folge die Unselbständigkeit als Zeichen der Krankheit und der sich anschließenden Machtuntermauerung des »Herrschenden«. Dieselben pathologischen Prinzipien können wir auch innerhalb der soziologischen Bezugseinheit feststellen. Bleiben wir vorerst bei der kleinsten soziologischen Bezugseinheit, bei der Keimzelle der Völker, der Familie, und betrachten ihren Werdegang in den letzten zwei- bis dreihundert Jahren. Was früher eine relativ große Einheit war, hat sich auf ein absolutes Minimum, die Kleinstfamilie, reduziert oder gar bis hin zur Auflösung, zum Einpersonenhaushalt, entwickelt (»Teile und herrsche«). Früher gab es einen engen Zusammenhalt unter den Angehörigen, noch einen sozialen Sinn für den Menschen, der bestimmt nicht immer als Ausdruck wahrer Freude oder freiwilliger Selbstaufopferung zu verstehen war, aber zumindest in den tieferen Schichten des persönlichen Seins als Harmonie mit der sozialen Dimension honoriert wurde.

Mit der Industrialisierung ging eine stetige Untergrabung des familiären Zusammenhalts einher. Aufgaben der Erziehung und der gegenseitigen Fürsorge gingen mehr und mehr vom Bereich der Familie in die Hände staatlicher Institutionen über: Im Schulwesen, der Berufsausbildung und durch das Sozialversicherungssystem wurden sie jetzt vom Staat wahrgenommen. Je gravierender die Eingriffe des Staates bzw. der Industrie wurden und je zerbrechlicher sich die Familie erwies, desto stärker wurden wiederum die Macht des Staates, und um so größer wurde die soziologische Unselbständigkeit der Bürger. Sie sahen sich einem gewaltigen Apparat ausgeliefert, auf den sie keinen Einfluß zu haben glaubten.

Die Kräfte, welche die industrielle Revolution immer weiter vorantrieben, spalteten die Familien auf, raubten ihnen ihre Harmonie und ihre Selbständigkeit und infiltrierten sie mit einem egoistischen Willen. Diese äußeren Kräfte sind mit der pathologischen Tendenz Krebs im Inneren des Menschen wesensgleich. Sie repräsentieren diese Krankheit auf einer anderen Ebene, von wo aus sie das Wachstum der Krebszellen unterstützen, insofern nämlich, als sie den Menschen eine karzinogene Lebenssituation bereiten.

Von Harmonie und Zusammenarbeit geprägt wären die wünschenswerten, idealen Arbeitsverhältnisse gewesen, die eventuell die Möglichkeit geboten hätten, die Zerstörung der soziologischen Dimension im großen und ganzen aufzufangen und der krebsfördernden Lebensweise entgegenzuwirken. Was die Menschen erwartete, war bekanntermaßen aber genau das Gegenteil davon: »Nach der Auffassung des klassischen Liberalismus wird der Egoismus der einzel-

nen Menschen als Motor des Wirtschaftsprozesses angesehen.«[18] Die Selbständigkeit, die ja eigentlich und wohlverstanden Voraussetzung für unsere Auffassung von Gesundheit ist, wird hier in negative, krankhafte Bahnen gelenkt, da sie das Individuum auffordert, ja sogar zwingt, aus der übergeordneten soziologischen Bezugseinheit auszutreten und sich einen davon isolierten »Wertmaßstab« zu bilden. Auch hier gilt es wieder, die Wechselwirkung zu sehen, die zwischen den Bezugseinheiten besteht: Dieses egoistische Streben, die einseitig positive Konditionierung des Egoismus, muß zwangsläufig in der außerhalb des »Ich« manifestierten Welt zum Zusammenbruch der gesellschaftlichen Ordnung führen – der zwar mit Gewalt und Erzeugung von Angst hinausgezögert, nicht aber vermieden werden kann. Denn folgerichtig müssen alle Individuen indirekt feindlich gegenüber der Gesellschaft eingestellt sein. Gleichzeitig sieht es im Inneren jedes einzelnen nicht anders aus. Durch die Überbewertung des eigenen Ego verliert der Mensch den Bezug zur Realität, ignoriert er das Eingegliedertsein in den natürlichen Prozeß der Bezugseinheiten – er verliert den Bezug zum anderen und somit auch den Bezug zu sich selbst, obwohl (oder weil) er sein Leben nur für sich aufbaut.
Es ist sicherlich nichts einzuwenden gegen ein bestimmtes Maß an Wettbewerb, gegen das Angefachtwerden, das Motiviertwerden von außen. Krankhaft jedoch wird es, wenn das ständige Denken an vermeintliche Gegner von einem Besitz ergreift und wenn die Notwendigkeit des finanziellen Gewinns die allesbeherrschende Lebensperspektive darstellt. Den Menschen wird vielfach eingeredet, sie würden glücklich, wenn sie den Wettstreit gewönnen. Daß dieses Trachten allein schon gegen die Harmonie der soziologischen Dimension verstößt und dazu geeignet ist, Krebs zu

provozieren, wird den wenigsten bekannt sein. Was die große Hoffnung ist und das Glück verspricht, mündet dann letztlich in die Verkrüppelung der eigenen, naturbestimmten Dimension. Es besteht in dieser Hinsicht kein Unterschied zwischen dem Gewinner und dem Verlierer eines ökonomischen Wettstreits: Beide sind verkrüppelt, und kein Weg, weder der ruhmreiche noch der verlustreiche, impliziert die Auflösung der Krankheit.

Die Verbindung der Bezugseinheit »Ich« mit der Bezugseinheit »Wir« besteht aber nicht nur in der Gegenwart, sondern sie reicht auch in die Vergangenheit hinein, was beispielsweise über Kultur und Tradition zum Ausdruck kommt. Der lateinische Begriff *cultura* bedeutet wörtlich übersetzt »Landbau, Pflege (des Körpers und Geistes)«, und Wörter wie »Kulturlandschaft« weisen noch auf eine enge Verbindung von Mensch, Natur und der Pflege der geistigen Güter hin. Über deren Tradition, die Weitergabe von Generation zu Generation, kann das Individuum eine Verbindung zu den Urahnen, zu den Wurzeln seiner eigenen Herkunft herstellen. Diese Möglichkeit der Selbstidentifikation vermag sich beim Kennenlernen einer anderen Kultur noch zu potenzieren. Selbsteinschätzung und Selbstabgrenzung werden hierbei gefördert, die zu einer realistischen Einordnung der eigenen Person im Rahmen des unendlichen Seins führen können. Doch leider wird dem Menschen auch diese Dimension der soziologischen Entfaltung durch die Art der modernen Lebensverhältnisse in der Regel vorenthalten.

Nachdem die Kultur ursprünglich eng mit den natürlichen Lebensverhältnissen, mit der Pflege des Kulturbodens, dem Ackerbau, verbunden war und über Jahrtausende hinweg an den verschiedensten Orten dieser Erde Bestand hatte, scheint sich – parallel zu der Entwurzelung des einzelnen –

eine große Kulturkrise angebahnt zu haben, seitdem die große Landflucht eingesetzt hat und die Kulturlandschaft verlassen wurde.

Mit der einseitigen Entwicklung des Geistes tat sich die Kluft zwischen Menschen und Natur, zwischen Körper, Geist und Seele immer weiter auf. Im Inneren zerstörte die Dominanz des Geistes die Harmonie der Dreieinheit, er unterdrückte Körper und Seele und setzte sich an die Spitze der selbstgeschaffenen Hierarchie. Ihr Spiegelbild fand und findet diese innere Disharmonie in der rücksichtslosen Ausnutzung der Natur und der Unterdrückung anderer Menschen, beispielsweise durch Kolonialismus oder Kriege.

Kriege sind kein naturgewolltes Dilemma der Menschheit, wie vielfach behauptet wird, sondern ein Produkt der inneren Disharmonie. Dieser inneren Disharmonie folgt ein äußeres Ungleichgewicht, und auch im gesellschaftlichen Bereich ein Verlust der Selbständigkeit, was sich bis in alle anderen Bezugseinheiten hinein fortsetzt. Das natürliche Bestreben des Geistes, seinen Horizont bis ins Grenzenlose zu erweitern, zeitigte beispielsweise bei der Kolonialisierung Amerikas in Verbindung mit der Gier nach Reichtümern und Luxusgütern, die im Heimatland nicht mehr zu beschaffen waren, unter anderem dieselben unseligen Folgen, die wir schon von anderen Dimensionen her kennen: Unselbständigkeit und Disharmonie. Die Kolonialherren waren unfähig, innerhalb ihres eigenen Landes in Zufriedenheit zu leben. Ihre Harmonie mit der natürlichen Umwelt war gestört, da ihre Wünsche über die Gegebenheiten hinausgingen und zur Unzufriedenheit führten. Diese »Krankheit« breitete sich dann im gesamten kolonisierten Gebiet aus mit den noch heute spürbaren verheerenden Folgen für die fremden Kulturen. Auf den menschlichen

Körper übertragen, nennt man dieses zweite Stadium der Krankheit Krebs »Infiltration« – das rücksichtslose Ausweiten der krankhaften Zellen in anderen Geweben.
Die Kolonialherren weiteten ihren Herrschaftsbereich durch die Unterdrückung anderer Völker aus, womit sie die eigene Unfähigkeit zum Teil kaschieren konnten, ihre krankhaften Ziele aber eine ungeheure Verbreitung fanden. Die persönliche Unselbständigkeit, die diese krankhafte Dominanz des Geistes zur Folge hatte, wurde von den Invasoren als ihr Gegenteil interpretiert und als Attribut der höherentwickelten Rasse gelobt. Die Ureinwohner galten als »Wilde« bzw. minderwertige Menschen, die dem weißen Mann in keiner Hinsicht gewachsen wären, die froh sein müßten, dem ehrwürdigen, intelligenten Eroberer dienen zu dürfen und von ihm in die wahre Religion eingeführt zu werden. Nachdem man die Unterworfenen ausgeplündert und sie ihrer religiösen Schätze beraubt hatte, gingen Missionare ans Werk, ihnen das Christentum überzustülpen und die Hoffnung auf Glückseligkeit in ein Leben nach dem Tode zu verlagern – etwa nach dem Motto: »Was dir heute genommen wurde, das wird dir im Jenseits hundertfach wieder zurückgegeben. Darum gib und sei geduldig – denke an die Kraft Gottes und an das Leben im Paradies ...«
Nach den Indios kamen auch all die anderen Völker und Kulturen mit dem Krebsgeschwür aus Europa in Kontakt. Ob Afrika, Asien, Amerika oder Australien, ob im tiefsten Dschungel, in der weitesten Wüste oder auf den höchsten Bergen – überall breitete sich dieses Geschwür, die Gier nach Reichtum und Macht, aus und streckte alles nieder, was ihm in den Weg kam. Nach den Spaniern und Portugiesen kamen mit der Zeit die Franzosen, Engländer, Belgier, Holländer, Italiener und die Deutschen hinzu. Sie alle woll-

ten bei der Verteilung der Erde nicht leer ausgehen, und sie eigneten sich Länder, Rohstoffe und Menschen an, in deren Besitz sie danach zu sein glaubten. Jeder errichtete seine militärischen Standorte und Handelsgesellschaften in vielen tausend Kilometern Entfernung, kontrollierte die Rohstoffverteilung und das Leben der Einheimischen. Auf den menschlichen Körper übertragen, korrespondiert diese Stufe der Entwicklung mit dem dritten Stadium der Krebserkrankung, der Metastasenbildung.

An dieser Stelle fragt man sich, wer denn in Wirklichkeit die »Wilden«, die Barbaren, waren. Die vermeintlichen Gegner wurden dahingerafft und die Überlebenden in brutalster Weise ausgeblutet. Raubzüge mit Menschenfleisch als Beute wurden durchgeführt, um die Muskeln auf dem Sklavenmarkt zu verschachern. Heilige Erde wurde besudelt mit dem Blut der Einheimischen, die hinfort dem Götzen »Reichtum« dienen mußten, dem die Vertreter der Christenheit verfallen waren. Hunger und Elend wurden verbreitet, Wehklagen um Tote und Verkrüppelte, Haß und Aggressionen wurden gesät, um den Herren im fernen Europa ein Leben in Prunk und Dekadenz zu ermöglichen.

Die Behauptung, der zufolge alle Individuen einer Bezugseinheit in mehr oder weniger gleichem Maße von solchen krankhaften Beeinträchtigungen des Gleichgewichts betroffen sind, scheint hier ins Wanken zu kommen. Der materialistisch orientierte Geist wird die positiven Auswirkungen auf die Seite der Kolonialherren schieben und die negativen auf die Seite der Unterdrückten. Oberflächlich betrachtet, mag dies auch zutreffen. In der Tiefe des kollektiven Unbewußten gilt aber wie überall die goldene Regel der gemäßigten Mitte – und jede Abweichung von dieser Mitte, egal, ob ins Positive oder ins Negative, ins »Zuviel« oder ins »Zuwenig«, impliziert ein pathologisches Geschehen. Dabei gibt diesem nicht die Richtung das Maß, sondern der Betrag der Abweichung. Der eine hat, um es einmal stark reduziert darzustellen, zuwenig zu essen und verhungert, und der andere hat zuviel und ißt sich zu Tode. Der Übergriff der Europäer auf die fremden Kulturen war die Grundlage für die Zerstörung ihrer eigenen Kultur und für die Zerschlagung der Harmoniefähigkeit. Im Bewußtsein noch lange nicht als solche registriert, hinterließ dieses Vorgehen im Unbewußten jedoch unübersehbare Verwüstungen. Die Folgen kamen zwar immer näher an das Wachbewußtsein heran – und jede zusätzliche Schicht, die diese Katastrophe registrierte und von ihr befallen wurde, erlebte eine Erschütterung der Liebes- und Lebensfähigkeit –, aber anstelle einer Problemlösung folgte eine immer tiefer gehende Verstrickung in den Teufelskreis. Anstatt die eigene Unselbständigkeit zu bekämpfen und Reue für die Greueltaten zu zeigen, erlebten diese negativen Anwandlungen einen Aufschwung in bisher ungeahnte Dimensionen.

Am Anfang dieser Entwicklung wurden die Mord- und Raubzüge im Auftrag der Herrschaftshäuser durchgeführt. Die Segelschiffe segelten unter ihrem Kommando, und sie waren diejenigen, die den Großteil der Beute für sich beanspruchten. Je länger diese Entwicklung dauerte, desto mehr Menschen kamen in den scheinbaren Genuß des materiellen Profits. Immer mehr Schiffe wurden von Privatleuten ausgerüstet, die den Gewinn, abgesehen von einer Abgabe an den Steuereintreiber, unter sich aufteilten. Es war gleichsam ein verlockendes Spiel wie auf der Trabrennbahn, bei dem man eben nicht auf Pferde, sondern auf Schiffe setzte. Kam dieses Schiff nach etlichen Monaten wieder im Heimathafen an, ohne Piraten oder Seestürmen zum Opfer gefallen zu sein, konnte man davon ausgehen, daß es mit Schätzen voll beladen war und sich der finanzielle Einsatz verzehnfacht oder gar verhundertfacht hatte. Daß hierbei Asiaten, Südamerikaner und Afrikaner ausbluteten, nahm man entweder gar nicht oder aber mit Selbstgerechtigkeit zur Kenntnis. Man betrachtete sich als Herrscher der Erde, die auserwählte Rasse, die die Unterlegenen ausbeuten und allein über Reichtum verfügen dürfe.

Im Laufe der Entwicklung wurde die gegenseitige Abhängigkeit der Nationen unüberwindbar, und durch die Entlassung in die »Unabhängigkeit« erreichten die besetzten Länder nur eine scheinbare Souveränität. Die Infiltration der unterworfenen Gebiete mit der westlichen Krankheit war gelungen – der Virus der geistigen Dominanz war so weit in der einheimischen Bevölkerung verbreitet, daß er sich am Leben halten konnte und dafür Sorge trug, daß die Nationen nicht mehr in der natürlichen Lebenskette verankert waren, sondern dem Willen und Bedürfnissen des Westens gehorchten.

Betrachten wir zum Beispiel Indien. Im Jahre 1982 hatte dieses Land rund 700 Millionen Einwohner. Nach westlichen Wertmaßstäben ist es etwa das zehntreichste Land der Erde. Seine Exportgüter sind und waren Zuckerrohr, Baumwolle, Jute, Tabak, Gewürze wie Pfeffer, Kardamom und Ingwer, Areca- und Cashewnüsse und nicht zuletzt Tee. Daneben produziert die indischen Landwirtschaft noch eine Vielzahl an Produkten für den eigenen Bedarf – unter anderem 138 Millionen Tonnen Getreide (inklusive Reis und Hülsenfrüchte).[19] Indien müßte eigentlich eines der wohlhabendsten Länder der Erde sein, doch ein Großteil der Bevölkerung lebt weit unter dem Existenzminimum, und viele sind gar dem Hungertod preisgegeben. Nach den Maßstäben des gesunden Menschenverstands ist eine solche Situation in einem offiziell demokratischen Land mit

solch einem Reichtum an natürlichen Ressourcen eigentlich nicht zu begreifen.
Um nachvollziehen zu können, was denn nun zu diesen pathologischen Erscheinungen führt, betrachten wir an dieser Stelle einmal als Beispiel für viele andere Bereiche den Teehandel: »Von einem Kilogramm Tee, das bei uns 40 DM kostet, erhalten die indischen Pflücker und Pflückerinnen nicht mehr als 30 Pfennige, während der BRD-Staat 6,80 DM bekommt. Außerdem sind in dem Endpreis noch die standesgemäßen Profite der Tee-Multis, der Groß- und Einzelhändler und die im Vergleich mit den Hungerlöhnen der Plantagenarbeiter privilegierten Einkommen der im Teetransport, -handel und -verkauf tätigen deutschen Arbeiter und Angestellten enthalten.«[20] Durch unser Konsumverhalten sind wir also alle an der Ausbeutung der »Dritten Welt« beteiligt, und wir können nicht unsere Hände in Unschuld waschen und mit den Fingern auf die »bösen anderen« zeigen. Dieses Mal sind wir es alle, die ein Menschheitsverbrechen unterstützen – nur weil wir unfähig sind, mit den Produkten von unserem eigenen Grund und Boden glücklich zu werden. Kiloweise wird der Tee aus Ceylon und Darjeeling in deutschen Haushalten konsumiert, der aufgrund der ungerechten Löhne in den Drittweltländern ja für jedermann erschwinglich ist: »9% des indischen Tees wird in Plantagen angebaut. Die Teepflücker und -pflückerinnen gehören, wie in der Kolonialzeit, zu den am schlechtesten bezahlten Arbeitern. Die Löhne liegen bei nur etwa drei Rupees pro Tag [1980 etwa 75 Pfennig]. In Indiens größtem Teeanbaugebiet, Assam, sind 500 000 Menschen beschäftigt, von denen 300 000 nur den Status von Saison- und Aushilfsarbeitern haben und sechs bis sieben Monate im Jahr arbeitslos sind. Bis vor kurzem waren 99% der Teearbeiter und -arbeiterinnen im regimetreuen Gewerkschaftsver-

band INTUC organisiert, der mit den Plantagenbesitzern zusammenarbeitete und noch nicht einmal auf der Einhaltung der Arbeitsgesetzgebung bestand. Seit 1977 hat sich jedoch in dieser Beziehung einiges geändert, da der CITU angehörende, militante Gewerkschaftsverband Akhil Bharaty Chah Mazdoor Sangha an Einfluß gewonnen hat und der Widerstand der Plantagenarbeiter gegen die ausbeuterischen Arbeitsbedingungen wächst. So kam es zwischen 1978 und 1981 zu einer Reihe von Streiks, die von den bewaffneten Schlägertrupps der Plantagenbesitzer und der Polizei brutal unterdrückt wurden. Dabei wurden mehrere Streikende umgebracht, viele zusammengeschlagen und verhaftet. Die Polizei schreckte auch nicht vor Vergewaltigungen zurück. Unter den Streikenden befanden sich auch viele INTUC-Arbeiter.«[21]

Die Praktiken der »Grünen Revolution«, die 1966 in Indien und Pakistan ihren Anfang nahmen, breiteten sich seitdem in der ganzen »Dritten Welt« aus. Ihre Prämissen waren krankheitsanfällige, aber ertragreichere Getreidearten, die Pflanzenschutzmittel und Kunstdünger notwendig machten, ein kostspieliges Bewässerungssystem und – last but not least – einen Maschinenpark, der den Kleinbauern das Wasser in die Augen trieb. Nur die, die sowieso schon reich waren und zuviel hatten, wurden von den westlichen Herren auserkoren, noch mehr zu haben. Entwicklungshilfe nannte man diese Erweiterung des Absatzmarktes für die Produkte der westlichen Welt. Ehrlicher wäre es gewesen, es ein Selbsthilfeprogramm des Westens auf dem Rücken der Armen zu nennen. Denn das Schicksal der Kleinbauern war und ist es immer noch, das Lumpenproletariat und die Lohnarbeiterschaft zu bilden, die ihr Dasein ohne Arbeitsschutzrecht fristen und jeden Tag mit der Kündigung rechnen müssen.

Kann das wirklich eine Grundlage für ein glückliches Leben hier im Westen sein? Früher waren die Informationskanäle weitgehend verschlossen, und man wußte als normaler Bürger kaum etwas über die Machenschaften der Industriellen und der Finanzbosse, die in diesem Ausbeutungssystem an den Schalthebeln der Macht sitzen. Da hatte man noch eine gewisse Entschuldigung. Heutzutage stehen einem jedoch die Quellen zur Verfügung, und man hat die Möglichkeit, einen wenn auch begrenzten Einblick zu erhalten in die Kriminalität und das Blutvergießen, das einer gemütlichen Tasse Tee oder Kaffee vorausgegangen ist.

Warum aber reagiert niemand auf solche Verbrechen, warum sind sie zum weitum akzeptierten Teil des Alltagslebens geworden? Hier schließt sich der Kreis, und wir kommen zurück zu dem, was ich weiter oben als die Grundlage zur Zerstörung der eigenen Kultur bzw. Harmoniefähigkeit bezeichnete, die die Portugiesen und Spanier in Südamerika schufen und die die anderen europäischen Nationen zur Herbeiführung ihres eigenen Niedergangs benutzten. So wie wir andere behandeln, behandeln wir letztlich uns selbst – wer bereit ist, die Kultur eines anderen Volkes zu zerstören, der wird zwangsläufig auch seine eigene vernichten. Die industrielle Revolution, die in diesem Ausmaß nur möglich war durch die Ausbeutung der Entwicklungsländer, setzte eine Landflucht in Gang, die sämtliche Völkerwanderungen der Vergangenheit in den Schatten stellt. Landflucht bedeutet, wie bereits gesagt wurde, letztlich Kulturbodenflucht, bedeutet, Kultur hinter sich zurückzulassen, und schließlich den Austritt aus der natürlichen Harmonie und den Eintritt in das Zeitalter der Krankheit Krebs.

Mit den technischen Errungenschaften der Neuzeit wurde die Erde immer kleiner, und die Entfernungen wurden

immer geringer. Die Strecke, die damals ein Segelschiff in sechs Monaten zurücklegte, kann heute ohne Probleme in ein bis zwei Tagen überwunden werden. Die Folgen sind Schnellebigkeit, Hektik und Streß, ein Übergehen oder Übersehen dessen, was zwischen Start und Landung ist, Verminderung der Lebensqualität, Beschneidung des Lebens auf Punkte, die mit gräßlicher Langeweile überdauert und verbunden werden müssen. Die Wüste, über die man hinwegfliegt, oder der Dschungel, der einem zu Füßen liegt, schwinden vorüber, ungesehen vom Bewußtsein der Zielorientiertheit, der Fixiertheit auf den nächsten Punkt. Der Welt enthoben, der Strecke nicht mehr bewußt, verloren im Sinnen der eigenen Werte – isoliert wie der Krebs.
Ein Ergebnis dieser »Jet-set-Society« ist die heutige multikulturelle Gesellschaft. Kann es das aber geben, eine multikulturelle Gesellschaft? Wenn wir die Kultur als Produkt des harmonischen Wechselwirkens von Mensch und Natur verstehen, was in der Formel

»Mensch + Natur = Kultur«

einmal vereinfacht dargestellt werden soll, wie kann es dann zu einer multikulturellen Gesellschaft kommen? Es muß also zwangsläufig eine pathologische Verringerung dieser Formel um eine Komponente gegeben haben. So lautet sie jetzt leider: »Mensch = Kultur«. Oder vielleicht noch treffender: »Geist = Kultur«. Ein ähnliches Phänomen haben wir schon weiter oben kennengelernt, wo sich der Geist aus der Formel »Körper + Geist + Seele + Bewußtsein = Mensch« erhob und sie reduzierte auf »Geist + Bewußtsein = Mensch«.
Wie soll, um es einmal überspitzt zu formulieren, ein Eskimo aus Alaska seine Kultur im Rheinland am Leben erhalten? Soll er etwa im Gefrierhaus wohnen und im Zoo Jagd auf Robben und Fische machen? Oder die Dajaks aus den

Urwäldern Borneos? Sollen sie mit einem Speer bewaffnet, im Lendenschurz durch die Großstadt pirschen und ihre Beute im Supermarkt erlegen?

Die multikulturelle Gesellschaft kann es nach der oben angeführten Definition eigentlich nicht geben, weil sie nämlich eine kulturlose ist. Mit der Kultur aber hat das Menschsein angefangen – mit ihr sind die Qualitäten verbunden, die den Menschen auszeichnen und letztendlich zum Menschen machen. In einem Lexikon können wir nachlesen: »Die Sprache ist die ursprünglichste aller geistigen Leistungen des Menschen und damit die Grundlage der übrigen Kulturbereiche.«[22] Und was haben die Kolonialherren mit den Sprachen der Unterdrückten getan? Als Zeichen ihrer Macht haben sie diese nach dem Motto »Teile (= entzweie) und herrsche« ersetzt durch die eigene. Folgt man der Aussage des Lexikons, bedeutet dies die Zerstörung der Grundlage der kolonialisierten Kulturen. Ein Volk ohne Kultur hat kein Zusammengehörigkeitsgefühl, hat keine Identität, hat keine Möglichkeit der Gegenwehr.

Auf subtilere Weise geschieht gegenwärtig etwas Ähnliches mit den europäischen Sprachen. Sie werden vollgestopft mit Anglizismen und über die Jahre hinweg vollständig abgelöst von der Weltsprache Englisch bzw. Amerikanisch. Mit dem Verlust der Kultur setzt auch der Verlust des Menschseins ein, was zum Beispiel dadurch erkennbar wird, daß der Mensch an seinem Arbeitsplatz mehr und mehr durch Maschinen ersetzbar geworden ist. Die letzten zwei- bis dreihundert Jahre der Menschheitsgeschichte waren eine reine Kastration der Spezies Homo sapiens im Dienste der Zivilisation. Die Menschen wurden so weit beschnitten und zurechtgeformt, daß sie als Zahnrad in der Maschinerie »Industrie« stumpfsinnig funktionierten, ohne sich ihrer eigenen Kraft und Individualität bewußt zu werden. Die Arbeiten wurden immer primitiver, die Anforderungen immer geringer, immer monotoner und der Mensch als Mensch immer weniger wert – bis zu dem Zeitpunkt, da er einer Maschine glich. Dann kam der Augenblick der Entschleierung. Die Maske des freundlichen Füreinander-Daseins von Arbeitgeber und Arbeitnehmer wurde heruntergerissen, und das wahre Gesicht kam zum Vorschein. Die ökonomischen Faktoren erhielten wieder einmal die höchste Priorität, und die Moral, die Vernunft und die Gerechtigkeit hatten einmal mehr das Nachsehen. Der Mensch, der im Vergleich zu seiner Leistung viel zu hohe Lebenshaltungskosten hatte, konnte mit den Maschinen nicht mehr konkurrieren. Er wurde ersetzt durch ein Stück Stahl.

Denken wir an einen Michelangelo, einen Goethe oder einen Shakespeare, die die Kultur des Menschen erneut zum Leben erweckten und ihr Auftrieb gaben für die nächsten Jahrhunderte, denken wir an die Kreativität, an die Lebendigkeit, an die schillernde Vielfalt dieser Größen, die einem jeden Menschen innewohnt und nur aktiviert werden muß – und wagen wir den Versuch, den Weg der Dekadenz nachzuvollziehen, der von dieser urtümlichen Kraft zum ausgebeuteten Lohnarbeiter der Industrie führt, der am Fließband seinen Lebensunterhalt verdienen muß. Wie viele Türen des Lebens müssen bis dahin wohl verschlossen werden, wie viele Fenster der Wahrnehmung, um nicht in der drohenden Depression zu ersticken, die bei voller Bewußtwerdung unweigerlich die Folge wäre? Wen wundert es also, daß die Menschen von heute die Türen verschließen vor ihren Nachbarn und vor sich selbst? Wen wundert es, daß kaum noch einer den Mut besitzt, auf den Grund der eigenen Seele zu schauen, um nach der Gesundheit Ausschau zu halten?

Was würden sich da für schreckliche Abgründe auftun? Wieviel Blut, wieviel Schweiß würde sich aus dem Nichts ergießen, den Neger und Asiaten, Indianer und Südseebewohner schon lassen mußten, um dem weißen Manne mit Bananen und Ananas, Kaffee und Tee, Pfeffer und Kardamom, Chilis und Paprika, Kautschuk und Tabak und vielem anderen mehr zu dienen?

Jetzt können wir uns auch erklären, warum die Bürger der westlichen Welt, ähnlich den Nationen der Dritten Welt, nach dem Wirtschaftswunder der Nachkriegsjahre in die scheinbare Freiheit entlassen werden konnten. Sie waren inzwischen so weit von der Krankheit befallen, daß ihr Bewußtsein gar nicht mehr die Kraft aufbringen konnte, über den Rand des pathologischen Konsumierens hinauszuschauen. Willenlos stopften sie immer weiter die exotischen Früchte in sich hinein, die ihrem Wachbewußtsein Zufriedenheit vorgaukelten, in der Tiefe jedoch die roten Zahlen des Gewissens immer wieder sprunghaft ansteigen ließen. Als Folge davon entwickelte sich zwangsläufig eine vermehrte Konsumgier, die dem schlechten Gewissen entgegenwirken sollte. Die Menschen wurden gefangen in dem Teufelskreis der Wirtschaft, der seinen eigenen Gesetzen folgt.

Wie weit sich dieses mörderische System mittlerweile ausgedehnt hat und wie fest es in den Köpfen verankert ist, können wir an der ökologischen Bewegung sehen. Eigentlich sollte gerade in ihr das Bewußtsein so weit aufgeschlossen sein, daß es die Strategien der Zerstörung des Menschen und seiner Lebensgrundlage durchschaut und dementsprechend geeignete Alternativen bietet. Gehen wir jedoch in einen solchen »Bioladen«, so werden wir erschrocken feststellen, daß hier ebenfalls Waren aus der ganzen Welt verkauft werden. Wunderwurzeln aus dem fernen Asien, Gesundheitspulver aus Indien, Aufputschtee aus Südamerika, Zahnpasta aus Afrika ... Nicht genug, daß schon wieder andere Menschen für uns arbeiten müssen – dieses Mal nicht für den in diesen Kreisen verpönten Massenkonsum, sondern im Dienste der Gesundheit des Westens. Wir selbst sind anscheinend nicht mehr in der Lage, für uns selbst zu sorgen – zumindest suggeriert man uns diese Unfähigkeit mit nicht wenig Erfolg, denn den Welthandel gilt es aufrechtzuerhalten.

Doch damit nicht genug. Gleichzeitig wird uns suggeriert, daß wir die Natur hintergehen können. Der Mensch und seine jeweilige ihn umgebende Natur bilden eine Einheit, die von einem Fremdkörper, der außerhalb dieser Region seine Wurzeln schlug, nicht gefördert werden kann. Ganz im Gegenteil, diese Stoffe aus den fernen Kontinenten haben eine pathologische Dimension, die zwar subtil, aber trotzdem äußerst wirksam ist.

Nach demselben Schema wie die Anpreisung des Massenkonsums geht nun auch die Köderung der Massen für die neueste Richtung, für das Gesundheitsbewußtsein, vonstatten. Von der Werbung für derartige Produkte in Radio und Fernsehen, auf Plakaten, in Zeitungen und Magazinen werden die Köpfe durchlöchert und von Ideen und Genüssen infiltriert, die in einem solch massiven Bombardement nur zur Zerstreuung der Dreieinheit Mensch führen kann, zu einer Krankheit, die zur Scheinheilung wirklich der angepriesenen Güter bedarf und somit die Wirtschaft, den Gott der Zivilisation, am Leben hält. Selbst hier werden wieder Maschinen angeboten, ohne die es anscheinend gar keine Gesundheit mehr geben kann. Inhalationsgeräte, Muskeltrainer, elektrische Massagekissen und dergleichen mehr.

Die Parallele zu den damaligen (und heutigen) Völkern,

die dem Kolonialismus zum Opfer fielen (und das sind alle), ist frappierend. Jene mußten ihre Waren und teilweise ihr Leben geben, damit das koloniale bzw. imperialistische System anfing zu funktionieren, und wir müssen alle Waren konsumieren und mit unserer Gesundheit bezahlen, um es weiterhin aufrechtzuerhalten.
Würden wir wirklich die Kraft aufbringen und den natürlichen Bedürfnissen entsprechend der Harmonie und der Selbständigkeit unser Leben führen, wäre diese imperialistische Ausbeutung aller Menschen, vor allem die der Dritten Welt, am Ende angelangt, und ihre Stützen würden kläglich in sich zusammenbrechen.
Betrachten wir uns zum Schluß dieses Kapitels noch die erbärmlichen Versuche, der Weltkatastrophe Imperialismus entgegenzuwirken – die Entwicklungshilfe. Mit einem moralisch sehr hohen Stellenwert, der humanitären Hilfe wirtschaftlich in Not geratener Nationen, nahm sie ihren Anfang in den Köpfen der Verantwortlichen. In die Realität umgesetzt, kam dann das heraus, was wir heute die »Grüne Revolution« nennen und im Zusammenhang mit Indien schon kurz angedeutet wurde. Nicht die Nächstenliebe, sondern die Selbsthilfe stand im Vordergrund, welche die bisherigen kolonialistischen Tendenzen geradezu weiterführte.
Da dies auf Dauer nicht funktionieren kann und man den armen Ländern zumindest einen Bruchteil des Existenzminimums zubilligen muß, hat sich der Entwicklungsdienst teilweise humanisiert und als wirkliche Hilfe etabliert. Das Problem jedoch, das hier zugrunde liegt, ist folgendes: Jeder Faktor, der von außen in ein Land, in ein Volk, hineingetragen wird, ist ein Störfaktor mit karzinogenem Charakter. In Freiburg wurde vor längerer Zeit einmal ein Computer mit allen möglichen Daten der Entwicklungs-

politik gefüttert. Es wurde ein Land simuliert, dem man in Form eines Videospieles Entwicklungshilfe zukommen lassen konnte und deren Folgen auf Jahre hinaus man ausgedruckt bekam. Aber egal, welche Inputs man tätigte – ob Geld, Medikamente, Maschinen, Kunstdünger, Nahrungsmittel, Unkrautvernichtungsmittel ... etc. –, alle führten über die Generationen in die Katastrophe, in den Hungertod. Und selbst dann, wenn die Unterstützung von außen greifen und die Not wenden würde, gerieten diese Menschen über kurz oder lang in die Abhängigkeit von der helfenden Macht. Sie würde ihnen ihren eigenen Willen aufzwingen und sie so ihrer naturintegrierten Harmonie und der unbedingt notwendigen Selbständigkeit berauben. Diese Macht würde die einheimischen Menschen mit ihrem Willen infiltrieren und mit ihrem ökonomischen und ihrem militärischen Apparat metastasieren und auf diese Weise zwangsläufig den Krebstod des Volkes heraufbeschwören. Entwicklungshilfe, wie sie im Westen lange Zeit propagiert wurde, kann den Tod nicht aufhalten. Sie kann ihn nur verzögern und durch einen anderen Tod ersetzen – den Krebstod.

Ein Volk ist nun einmal mit seiner natürlichen Umwelt so eng verwoben, daß man bei jeder Trennung, bei jeder Loslösung, die Gefahr der Zerstörung heraufbeschwört. Entweder geht die Kultur kaputt oder die natürlichen Ressourcen, das soziale Denken oder das Selbstwertgefühl, die Achtung vor sich selbst und somit vor dem Sein als Ganzem. Erneut sehen wir, daß nur die Selbständigkeit zur Gesundheit führen kann, zu der Harmonie, die wir mit der Freude am Leben verbinden können.

Joseph Collins und F. Moore Lappe heben sich in ihrem Buch *Vom Mythos des Hungers* ausführlich mit diesem Kriterium der nationalen Selbständigkeit, der nationalen Gesundheit befaßt und folgende Thesen – mit denen dieses Kapitel enden soll – als ihr zentrales Anliegen an die Menschheit formuliert:

1. Es gibt kein Land in der Welt, in dem sich die Bevölkerung nicht von ihren eigenen Ressourcen ernähren könnte. Aber Hunger kann nur durch eine Veränderung der sozialen Verhältnisse überwunden werden. Er wird verschlimmert durch das kurzsichtige Bestehen auf technischem Input zur Steigerung der Produktion.
2. Ungleichheit ist das größte Hindernis für Entwicklung.
3. Die Erhaltung der landwirtschaftlichen Umwelt und die Ernährung des Volkes durch das Volk selbst sind Ziele, die sich gegenseitig ergänzen.
4. Unsere Sicherheit in bezug auf die Nahrung wird nicht von den hungrigen Massen bedroht, sondern durch die Eliten, die durch Konzentration und Internationalisierung der Kontrolle von Nahrungsmittelressourcen ihren Profit machen.
5. Die Landwirtschaft darf nicht dazu dienen, Exporteinkommen zu erzielen, sondern sollte dem Volk die Möglichkeit geben, zuerst Nahrung für sich selbst zu produzieren.
6. Der Hunger wird nicht durch Umverteilung von Nahrung überwunden, sondern durch Umverteilung der Kontrolle über die Nahrungsmittelressourcen.[23]

Die natürliche Bezugseinheit »Erde«

In den vorherigen Kapiteln wurde ein Gedanke entwickelt, der immer nur in Nebensätzen erwähnt wurde und auf dessen Verifizierung wir bislang verzichten konnten, weil eine spürbare Nähe des »Ich« zu dem Besprochenen vorhanden war. Je weiter wir uns jedoch von diesem direkten Berührtsein entfernen, je weiter wir uns von unserem Wachbewußtsein entfernen und Tiefen ins Auge fassen, die mit uns selbst nichts mehr zu tun zu haben scheinen, um so wichtiger wird es, diesen Gedanken zu formulieren und zu verifizieren. In Verbindung mit dem Gewissen habe ich beispielsweise äußerliches Geschehen, das uns ein schlechtes (oder ein gutes) Gewissen aufbürdet, nach innen verlegt und als Teil des Selbst definiert; an dieser Stelle soll nun die Wesensgleichheit von »innen« und »außen« belegt werden, um in den folgenden Bezugseinheiten den Kontakt zu uns selbst nicht zu verlieren.

Wie wir gesehen haben, können wir uns zumindest für die ersten Schritte der wissenschaftlichen Ergebnisse bedienen, wobei der anvisierte Zweig dieses Mal die Neurophysiologie sein soll. Anstatt uns jedoch in der komplizierten naturwissenschaftlichen Materie zu versteigen, machen wir uns die Grundphänomene in relativ einfacher Art und Weise klar.

Nehmen wir als Beispiel die visuelle Wahrnehmung: Vor unseren Augen befindet sich ein Bild, das mit Lichtgeschwindigkeit (300 000 km/s) auf uns zurast. An den Augen angekommen, wird es transformiert in etliche Millionen elektrischer Nervenimpulse, die von der Netzhaut zum Gehirn weitergeleitet werden. Mit dem Original hat dieser Nervenimpuls nicht mehr viel gemeinsam. Seine Geschwindigkeit hat sich vermindert auf 80 m/s, und seiner Qualität nach ist er nun eine Anhäufung elektrischer Ladungen. Außerdem wird er auf seinem Weg zum Gehirn noch vorübergehend in einen physikochemischen Prozeß übergeführt. Endlich im Gehirn angelangt, ändert er erneut sein Erscheinungsbild. Was dann genau passiert, weiß noch niemand – nicht einmal die Neurophysiologen selbst. Jedenfalls wird diese elektrische Ladung im Gehirn irgendwie aufgeschlüsselt und als Bild von unserem Bewußtsein wahrgenommen.

Bisher hatte sich die Wissenschaft im wesentlichen dem Materialismus verschrieben und dem Bewußtsein, wenn überhaupt, eine passive Existenz zugesprochen. Die Umwelt wurde auf die Erscheinung der Welle reduziert, und je nachdem, welche Schwingung diese Welle hatte, ergab sie einen Ton, eine Farbe, eine Temperatur, einen festen Gegenstand oder eine andere Erscheinung. Traf nun diese Welle ins Gehirn, so war es dem Bewußtsein lediglich zugesprochen, diese passiv aufzunehmen und zu verarbeiten. Die neuesten wissenschaftlichen Erkenntnisse jedoch weisen in eine ganz andere Richtung, und von ihnen werden ganz andere Theorien abgeleitet.

> »Mountcastle ... drückt die Beziehung der bewußten Wahrnehmung zu den sensorischen Systemen und zum Gehirn kurz und bündig und klar aus: Jeder von uns lebt innerhalb des Universums – des Gefängnisses – seines eigenen Gehirns. Von ihm gehen Millionen gebrechlicher sensorischer Nervenfasern aus, die in Gruppen auf einzigartige Weise dazu geschaffen sind,

die energetischen Zustände der Welt um uns herum zu sammeln: Hitze, Licht, Kraft und chemische Zusammensetzungen. Das ist alles, was wir jemals direkt davon wissen. Alles Weitere ist logische Folgerung. Sensorische Reize, die uns erreichen, werden an periphere Nervenendigungen übertragen und neurale Repliken davon gehirnwärts abgesandt, zu dem großen grauen Mantel der Großhirnrinde. Wir benutzen sie, um dynamische und fortwährend auf den aktuellen Stand gebrachte neurale Landkarten von der äußeren Welt und von unserer Position und Orientierung und von Ereignissen in ihr zu zeichnen. Auf der Ebene der Empfindung sind deine und meine Bilder im wesentlichen die gleichen und werden einander durch verbale Deskription oder übliche Reaktion leicht erkennbar gemacht.

Darüber hinaus ist jedes Bild mit genetischer und aus Erfahrung gespeicherter Information verbunden, die jeden von uns einzigartig macht. Aus diesem komplexen Integral konstruiert jeder von uns auf einem höheren Niveau von Wahrnehmungserlebnis seine eigene, sehr persönliche Sicht von innen heraus.«[24]

John C. Eccles bringt diese Ausführungen auf den Punkt:

»Es wird vor geschlagen, daß der selbstbewußte Geist aktiv damit beschäftigt ist, nach Hirnereignissen zu suchen, die gegenwärtig in seinem Interesse liegen, die Operation der Aufmerksamkeit, doch er verkörpert auch das integrierende Agens, indem er die Einheit der bewußten Erfahrung aus all der Vielfalt der Hirnereignisse aufbaut. Sogar noch wichtiger ist, daß ihm die Rolle zugeteilt ist, Gehirnereignisse gemäß

> seinem Interesse oder Wunsch aktiv zu modifizieren, und die Abtastoperation, mittels deren er sucht, kann als eine aktive Rolle bei der Selektion spielend betrachtet werden.«[25]

Eccles nennt diese übergeordnete Instanz den »selbstbewußten Geist«. Wie ich meine, eine sehr gefährliche Bezeichnung, da dieser Geist eben wirklich ein »sich selbst bewußter Geist« ist und nicht unbedingt mit den Wünschen des jeweiligen Menschen einhergeht. Wenn, um ein einfaches Beispiel zu nennen, ein Mensch fasten möchte, so ist der Anblick von Nahrung für ihn trotzdem sehr stark mit dem Verlangen nach dieser Nahrung gepaart, obwohl er seinem Willen nach keine Nahrung zu sich nehmen möchte.

Ein anderer Grund, warum der »selbstbewußte Geist« besser anders bezeichnet worden wäre, ist die Dominanz des Geistes, die wir in den vorherigen Kapiteln besprochen haben. Mit diesem Namen wird schon wieder die Vorstellung verbunden, daß der Geist letztendlich doch das Geschehen in der Hand hat und somit die Macht der Souveränität.

Diese übergeordnete Zentrale jedoch ist nicht nur Geist, ebenso wie sie nicht nur die Widerspiegelung der aktuellen Umgebung ist. Mountcastle schreibt: »Darüber hinaus ist jedes Bild mit genetischer und aus Erfahrung gespeicherter Information verbunden.«[26] Wie ich meine, nicht nur das. Die Wahrnehmung eines jeden Momentes ist das Ergebnis einer unendlich scheinenden Hierarchie. Ganz oben in dieser Hierarchie, welche die Stärke der Manipulation der gegenwärtigen Wahrnehmung ausdrückt, steht das bisherige Leben des Wahrnehmenden selbst. Alle seine Wünsche und Hoffnungen, seine Ängste und seine

Verzweiflung, seine Taten, seine Kräfte, sein Bemühen, seine Faulheit, seine Feigheit, seine bisherigen Empfindungen, seine Macht und seine Ohnmacht. All diese Fragmente der persönlichen Bezugseinheit »Ich« verteilen sich über die Großhirnrinde, um die Millionen von Informationen aus der Außenwelt im Sinne einer adäquaten, gefilterten Information an das Bewußtsein zu tragen. Die jeweilige Einstellung des Menschen, die jeweilige innere Richtung, ist somit an der Gestaltung der Wahrnehmung maßgeblich beteiligt.

Mountcastle zufolge kommen jedoch noch die genetischen Erfahrungen hinzu. Was aber sind genetische Erfahrungen? Im *Pschyrembel* können wir unter dem Stichwort »Genetik« nachlesen: »Erblehre; umfaßt i. w. S. auch Ontogenese u. Phylogenese.« Über genetische Erfahrung steht in diesem Medizinlexikon nichts geschrieben, aber unter dem Eintrag »Genetische Information« können wir lesen: »Jedes Individuum verfügt über eine g. I., die b. der Propagierung [Vermehrung] an die Nachkommen weitergegeben wird u. den sog. Bauplan f. alle Nukleinsäuren u. Proteine enthält, die f. Morphologie u. Metabolismus notwendig sind ...«[27]

Erneut müssen wir die Grenzen sprengen. Zum einen muß die Reihe der Ontogenese (Entwicklung des Individuums von der Eizelle zum geschlechtsreifen Zustand) und der Phylogenese (Stammesgeschichte der Lebewesen) erweitert werden um die Glieder »Evolution«, »vorevolutionäre Materialisationen« und »Kosmos/Religion«, wodurch sich der von der Natur abgehobene Mensch wieder in die Natur integriert. Zum anderen muß die materialistische Sicht, die den Menschen auf seine physikochemischen Zustände reduziert, um die Dimensionen der Mythologie und der Weisheit, der Erfahrung und der Erkenntnis erweitert werden,

die dem Materiellen zwar innewohnen, aber als solche auch erkannt werden müssen.
Es werden also »ganze Menschen« vererbt, die, je nach ihrer Position in der Ahnenreihe, eine mehr oder minder große Manipulation der aktuellen Wahrnehmung bewirken. Zudem ist jeder Mensch das Produkt der Evolution und trägt somit die genetische Information rückwirkend bis zu den Anfängen der Entwicklung des Lebens in sich. Wir haben die Information der Urahnen aller jetzigen Lebewesen der Erde in uns und stehen über diese Brücke zu all den Lebewesen in einem gewissen Verwandtschaftsverhältnis. Auf die materielle Ebene transformiert, mit Annahme der Urknalltheorie, impliziert diese Art des Denkens auch eine Verwandtschaft zu allen Planeten und Sonnensystemen des gesamten Universums.
Die Informationen, die in einem Menschen gespeichert sind in Form des persönlichen (PUB), kollektiven (KUB), natürlichen (NUB) und kosmischen Unbewußten (KUB), sind sowohl im Geist als auch im Körper und in der Seele enthalten. Die Manipulation der Informationen in einer Dimension hat gleichzeitig die Manipulation in den anderen Dimensionen zur Folge.
Mit der »statischen Phase« (siehe Grafik) bezeichne ich den passiven Teil, der verändert wird – wenngleich er niemals statisch ist, da er einem ständigen Wandel unterliegt –, und mit der »dynamischen Phase« den aktiven Teil, der verändernd wirkt. Diese Impulse können sowohl von der Außen- wie auch der Innenwelt kommen.
Was aber geschieht mit all den Informationen? Nach welchen Regeln werden die »statische« und die »dynamische« Phase aufeinander abgestimmt? Welches sind die Gesetze, nach denen ein Teil der Vergangenheit bzw. ein gegenwärtiger Teil, der die Vergangenheit manifestiert, die Wahr-

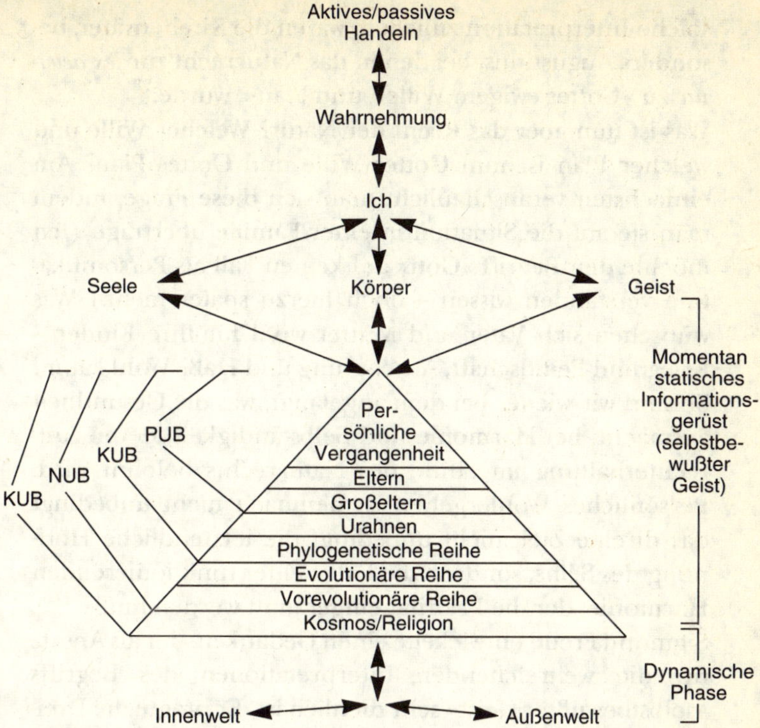

nehmung manipuliert? Es sind dies wohl die allgegenwärtigen und niemals wandelbaren Gesetze des Naturrechts. Was ist nun aber dieses Naturrecht? In den Werken der großen Geister der Vergangenheit können wir viel darüber lesen, doch bis auf wenige Ausnahmen wurde das Naturrecht ausschließlich auf den Menschen bezogen, in dessen Dienst es zu einem Sittengesetz ausgearbeitet wurde. Aber warum soll es dann »Naturrecht« heißen und nicht zum Beispiel »Grundlegendes Recht der humanen Soziologie«? Naturrecht oder besser Natur-Recht meint im wörtlichen Sinne das Recht der Natur. Einige der wenigen, die eine

solche Interpretation zuließen, waren die Kirchenväter, besonders Augustinus, bei denen das Naturrecht zur *lex aeterna*, zu »Gottes ewigem Willen und Plan«, wurde.[28]
Was ist nun aber das Recht der Natur? Welcher Wille und welcher Plan ist nun Gottes Wille und Gottes Plan? Am einfachsten veranschaulicht man sich diese Frage, indem man sie auf die Situation in einer Familie überträgt. (Ich möchte den Begriff »Gott« auf keinen Fall als Personifikation verstanden wissen – doch hierzu später mehr.) Was wünschen sich Vater und Mutter wohl für ihre Kinder – Krieg und Feindschaft, Ausbeutung und Haß? Wohl kaum! So sind wir wieder bei dem angelangt, was die Gesundheit ausmacht: bei Harmonie und Selbständigkeit, deren Aufrechterhaltung im Sinne des Naturrechts belohnt wird. Persönliches Wohlergehen ist demnach nicht unbedingt das direkte Ziel, nicht unbedingt die letztendliche Hoffnung des Seins, sondern die Folge einer funktionierenden Harmonie, der die Priorität eingeräumt werden muß.
Sigmund Freud entwickelte einen Gedanken, der als Ansatz für die weitreichenden Interpretationen des Begriffs »selbstbewußter Geist« sehr dienlich ist. Er prägte die Dreiteilung der psychischen Seite des Menschen in »Über-Ich«, »Ich« und »Es«. In der psychoanalytischen Theorie wird das »Über-Ich« weitgehend mit dem Gewissen gleichgesetzt, wobei ihm die Aufgabe der Regulation im Bereich der moralischen und sozialen Normen der Gesellschaft zugesprochen wird. Das »Es« seinerseits soll zu diesem Gewissen den Gegenpol bilden und den triebhaften, offenen und unbewußten Teil des seelischen Apparates bezeichnen. Als Mittler zwischen diesen beiden Mächten wird das »Ich« gesehen, das die Aufgabe übernehmen soll, ein Gleichgewicht zwischen beiden herzustellen, also Harmonie, und somit zur Gesundheit des Menschen beitragen.

»Selbstbewußter Geist« geht weit über die Dimension des psychoanalytisch formulierten »Über-Ichs« hinaus, indem er zur Aufrechnung nicht nur die Daten der menschlichen sozialen Normen benutzt, sondern den einzelnen in einen Bezug zu der ganzen Lebenskette setzt. Der Anspruch dieser Lebenskette an den Menschen ist die Unterstützung der Harmonie aller Bestandteile durch selbständiges, redliches, dienliches Tun. Jedoch werden zur Aufrechnung nicht nur die aktuellen, sichtbaren Handlungen verwertet, sondern auch die Folgen des Tuns, die sich bis in andere Kontinente erstrecken können.

Demzufolge kann man den »selbstbewußten Geist« als eine Art innere Justiz verstehen, die alle möglichen Daten der Vergangenheit und der Gegenwart, der inneren und der äußeren Welt analysiert und als Ergebnis den Menschen zur kongruenten Erscheinung seines eigenen Denkens und Tuns werden läßt – in Form der Manipulation der Wahrnehmung. Durch diesen »selbstbewußten Geist« wird also eine Dynamik in Gang gesetzt, die mit der Zeit an Eigendynamik gewinnt und die Selbständigkeit des Menschen immer weiter in den Hintergrund drängt.

Und hier sollte nun das »Ich« ansetzen und gegen den Strom des ohnmächtigen Mitgerissenwerdens ankämpfen – nicht zuletzt, um zu dem wirklichen »Es« zu gelangen, das uns seine bzw. unsere wahren Bedürfnisse zeigen sollte und nicht etwa die infiltrierten Genüsse, welche uns die Werbung ständig suggeriert. Das »Es«, der Mensch, ist kein gefräßiger, bodenloser Allesfresser, der alle fünf Minuten eine andere Genußbefriedigung braucht – er wurde dazu erzogen. Und so, wie er in diese Richtung erzogen werden kann, so kann er auch in die andere gelenkt werden.

Wenn wir nun anerkennen, daß der »selbstbewußte Geist« die perfekte Rechtsprechung darstellt – perfekt im Sinne der Gerechtigkeit und der Effektivität der »Fahndung« –, so kommen wir zu einem annähernden Verständnis früherer Religionen. Nehmen wir zum Beispiel die indische Religion in der altvedischen Zeit, die sich von etwa 1500 bis 1000 v. Chr. erstreckte. Im Gegensatz zum Christentum, wo absolut nur ein Gott geduldet wird, gab es hier neben dem einen großen Gott noch viele andere kleinere Götter, deren Aufgabenbereich auf einige wenige Handlungen der Menschen beschränkt war. Da gab es beispielsweise »Varuna«, der unter anderem das Einhalten von geleisteten Eiden überwachte, und »Mitra«, den Vertragsgott. Im Falle des Vergehens gegen einen Eid oder einen Vertrag kam, so glaubte man, entweder »Varuna« oder »Mitra« und bestrafte den Menschen.

Die Wissenschaftler belächeln solch eine Gläubigkeit und stufen sie in die Kinderstube der Menschheit ein. Damals waren ihrer Meinung nach die Menschen noch nicht aufgeklärt und dem Irrglauben schutzlos preisgegeben. Zudem werden noch politische Machenschaften vermutet, und dieser Angstglauben wird als eine von den Herrschenden inszenierte Religion deklariert. Daß diese Menschen noch enger mit der sie umgebenden Natur in Verbindung standen und somit auch noch enger mit ihrer eigenen Natur in Tuchfühlung waren und daß aus diesem engen Verhältnis vielleicht ein Fünkchen Wahrheit resultieren könnte – daran haben nur die allerwenigsten gedacht.

Daß diese Götter außerhalb unserer eigenen Seelen in personifizierter Form existieren, wage auch ich zu bezweifeln – aber das ist nicht der springende Punkt. Hauptsächlich geht es um die Einhaltung von »Recht und Ordnung« und um die Bestrafung eines Vergehens gegen das Naturrecht – und das ist mittels des »selbstbewußten Geistes« gewährleistet.

Der Einfachheit halber wurde der »selbstbewußte Geist« nach außen projiziert und als Gott personifiziert. Natürlich mit der Absicht, bewußt oder unbewußt, diesem Regler der Gerechtigkeit eine größere Autorität im Bewußtsein der Menschen zu verleihen. Aber was ist daran so schlecht?

Den negativen Beigeschmack würde ich eher bei den Praktiken des Westens empfinden, indem der Versuch unternommen wurde, den Regler der Gerechtigkeit in die Außenwelt zu projizieren und in Form einer menschlichen Justiz wiedererstehen zu lassen. Einer großen Anzahl von Menschen wurde dadurch mehr oder weniger die Angst vor der eigenen Moralinstanz genommen, vor dem eigenen Gewissen – dafür aber wurde die Angst vor der Rechtsgewalt des Staates zunehmend stärker. Die Funktion der Götter ist quasi auf die Richter und Polizisten übergegangen. Da diese menschlichen Substitute bei weitem nicht an die Perfektion des »selbstbewußten Geistes« herankommen können, die Macht dieser innermenschlichen Rechtsinstitution aber im Bewußtsein immer kleiner wird, ist es eigentlich kein Wunder, wenn die Kriminalitätsrate sprunghaft ansteigt. Die Aussicht, »der Gerechtigkeit« tatsächlich ein Schnippchen schlagen zu können, wird ständig größer.

Auch in dieser Hinsicht können wir wieder feststellen, daß unsere Gesellschaft darauf ausgerichtet ist, die Natur des Menschen, seine Selbständigkeit, immer weiter zu untergraben, anstatt sie im Dienste der Gesundheit zu fördern. Wäre – im Idealfall – die Einsicht in die wahren Zusammenhänge der Gerechtigkeit wirklich bei jedem vorhanden, so würden Diebstahl, Betrug, Lüge, Beleidigung, Ungerechtigkeit, Zerstörung usw. als ein Feldzug gegen die eigenen Interessen erkannt und sich somit als Sinnlosigkeit oder gar Selbstzerstörung entpuppen. »Wie man andere behandelt, so behandelt man sich letztlich selbst.«

Die Mißstände, die in der natürlichen Bezugseinheit »Erde« herrschen, haben schon sehr früh mit der Verkennung des Naturrechts angefangen: in der Zeit, als der Mensch das Jäger- und Sammlertum hinter sich ließ und sich dem Ackerbau und der Viehzucht widmete. Mit diesem Schritt wählte er ein Stück Land als sein Eigentum und machte sich zum Herrscher über dieses Stück Natur. Zum erstenmal war damit das Naturrecht in Gefahr – das Recht der Natur, insbesondere der Tierwelt, auf Freiheit bzw. artgerechte Lebensbedingungen. Daß mit dem Übergang zu Ackerbau und Viehzucht aber nicht unbedingt der Verstoß gegen das Naturrecht einhergehen muß, können wir beispielsweise heute noch bei den Naturvölkern Borneos beobachten. Über die Dayaks und ihre Rechtsgrundlage, die landwirtschaftliche Nutzung des Bodens betreffend, schreibt Evelyn Hong:

> »Sarawaks Dschungelbevölkerung praktiziert ein traditionelles Bodennutzungssystem. Darin existiert die Vorstellung privater Besitztumsrechte nicht. Es werden Bodenflächen zur Verfügung gestellt, die Gebrauchsrechte werden an jeden vergeben, der das Land bebauen möchte. Diese Gebrauchsrechte weiten sich jedoch nicht auf permanente Besitzrechte aus.«[29]

Doch die Praktiken der Naturvölker sind über die Jahrtausende hinweg immer weiter in die Bedeutungslosigkeit zurückgedrängt worden. Je weiter sich der Geist ausdehnte, je weiter er sich aus der inneren Dreieinheit löste, desto größer waren die Besitzansprüche und die Machtansprüche gegenüber der inneren und der äußeren Natur.
Die nächste Stufe waren die Besitzansprüche gegenüber den Tieren, die nach »Gottes Plan und Wille« in Freiheit

lebten und mit der freien Natur eine innige, funktionierende Harmonie bildeten; sie wurden eingefangen und domestiziert. Sie wurden hörig gemacht, gezähmt, bekamen die Flügel gestutzt, die Beine zusammengebunden oder wurden ihr Leben lang eingesperrt.

»Machet euch die Erde untertan.«

Der Mensch lernte die Gesetze der Natur immer besser kennen, seine Werkzeuge und Waffen wurden immer raffinierter, und schließlich glaubte er, so viel von der Natur gelernt zu haben, daß er sich seiner Lehrmeisterin überlegen fühlte und meinte, es besser machen zu können als sie. Er baute eine eigene Welt auf – eine Welt mit scheinbar eigenen Gesetzen und eigenen Werten. Was ihm die Natur versprach, war ihm zuwenig. All die natürlichen Produkte – Tausende und aber Tausende – konnten ihn nicht mehr befriedigen. Seit der großen Zeit der Aufklärung, der industriellen Revolution, der Kumulation aller größenwahnsinnigen Gedanken und Tendenzen war das neue Schlagwort der fortschrittlichen Geister »Kunststoff«. Alles, was man herstellen wollte, bedurfte eines Kunststoffes. Die altbewährten Heilmethoden wurden über den Haufen geworfen, die Heilkraft, die Wirkkraft der Natur wurde verunglimpft, und die einzige Hoffnung wurde fortan auf das neue Phänomen gerichtet. Je künstlicher ein Kunststoff war, um so wundersamer waren die Wirkungen, die man ihm zusprach.

Natürlich war es dann nicht mehr weit bis zu den künstlichen Arbeitsbedingungen und den unnatürlichen Wohnverhältnissen. Die Bedeutung des über Jahrtausende gewachsenen Handwerks schwand immer mehr. Die Arbeiten an frischer Luft, in Feld und Flur wurden immer mehr mit einem minderwertigen Image versehen. Das Traditionelle, Althergebrachte wurde immer mehr verschmäht und durch die moderne Unnatürlichkeit ersetzt. Man zog in die Städte und pferchte sich zu Hunderttausenden auf wenigen Quadratkilometern zusammen.

Bringt man zum Beispiel Ratten in vergleichbar enge Lebensverhältnisse, beißen sie sich so lange gegenseitig tot, bis ihr Lebensraum die Grundlage für ein natürliches, zufriedenes Leben gewährleistet ...

Beachten wir wieder die Doppelseitigkeit des menschlichen Tuns. Im Äußeren trennte man sich von der Natur, indem man sich zum einen in Städte zurückzog und zum anderen sich jeder natürlichen Regung innerhalb dieser künstlichen Wohngebilde entledigte, seien es lästiges Ungeziefer, streunende Hunde, Gräser zwischen den Pflastersteinen auf den Gehwegen oder gar fallendes Laub der Bäume. Die Straßen, ja der ganze Wohnraum wurde frei von den natürlichen »Anstößigkeiten« und steril – bar jeder Lebendigkeit. Im Inneren wurde die natürliche Lebendigkeit ebenso beschnitten wie im Äußeren – und wo die Lebendigkeit fehlt, wo soll da noch Platz sein für die Lebensfreude?

Gehen wir doch nur einmal in die Schule, zu den Schülern der ersten Klasse. Was diese Kinder brauchen, ist Freiraum, ist die Möglichkeit, ihre innere Lebendigkeit auszutoben. Sie müßten herumrennen, klettern, spielen, kämpfen, schreien, sich einfach nach Herzenslust bewegen. Ihnen ist diese Lebendigkeit, diese Gesundheit, diese Natürlichkeit der freien Entfaltung noch gegeben. An ihnen können wir sehen, was Menschsein heißt, was Leben heißt.

In der Schule werden sie jedoch meist eingeengt, werden sie gezwungen, stundenlang auf einem Stuhl still zu sitzen und dem Lehrer zuzuhören. Zu Hause müssen sie wieder still sitzen und ihre Hausaufgaben machen. Nachts müssen sie schlafen und wieder still sein. Egal, ob ihnen der Hosenboden brennt oder Hornissen sie stechen – die »Chefs«, die leblosen Erwachsenen, dulden diese spontanen Aktivitäten nicht, und so müssen sie unausgelebt in den Herzen der Kinder auf die nächste Gelegenheit hoffen. Hierbei ist es wichtig zu erwähnen, daß die Veranlagungen, die wir als positiv bezeichnen, zum Beispiel die Liebesfähigkeit eines Kindes, sich in ihr Gegenteil kehren, wenn sie nicht ausgelebt werden können. Wenn etwa die Liebesfähigkeit eines Kindes nicht auf ein liebenswürdiges Objekt in der Außenwelt stößt oder sich nicht in einem liebevollen Umgang miteinander ausprobieren kann, so verkehrt sich diese Erscheinung in ihr Gegenteil – in den Egoismus, in Boshaftigkeit oder sonst eine negative Folge. Wie weiter oben schon erwähnt wurde, wird die nichtgeförderte Lebensfreude zu kompensieren gesucht, beispielsweise durch erhöhten Konsum. Daß sich hierbei wieder ein Teufelskreis in Gang setzt, der die eigene Lebensfreude noch weiter dezimiert und als Folge die Konsumgier noch weiter steigert, wurde auch schon erwähnt. Dieses Mal soll der Teufelskreis des natürlichen Feedbacks besprochen werden, der sich ebenso wie der soziologische Teufelskreis bis hin zu anderen Kontinenten ausweitet.

Wie die Portugiesen und die Spanier nach der Entdeckung Amerikas ihre eigene Unfähigkeit zu den Menschen nach Südamerika brachten und sie »infizierten«, so bringen wir heute unsere Unfähigkeit in die Natur. Fangen wir wieder mit dem Kleinen vor unserer Haustür an. Wir sind unzufrieden, uns fehlt die Lebendigkeit, wir fühlen uns einsam – wir brauchen einen Spielkameraden oder gar einen Lebensgefährten. Mit den Menschen ist das mittlerweile so eine Sache. Viel einfacher dagegen ist es mit einem Tier. In jeder größeren Stadt kann man sich in den entsprechenden Geschäften den Gefährten nach Wahl heraussuchen, sogar per Versand zukommen lassen. Ob Meerschweinchen, chinesische Wüstenrennmäuse, afrikanische Hängebauchschweine oder südamerikanische Kakadus, Rotbauchkröten vom Amazonas, Feuersalamander aus den Alpen, Siamkatzen aus Südostasien oder Rotfeuerfische aus den tropischen Meeren – was der Geist begehrt.

Sind die Besitzer solcher Tiere ihre Freunde? Ist es Tierliebe, was sie dazu veranlaßt? Es gibt wohl nicht viele Anblicke auf dieser Erde, die schöner und ergreifender sind als ein wildes Tier in seiner Heimat – ein kreisender Adler im Gebirge, ein Zackenbarsch in den Korallen des Roten Meeres, ein Wolf in den verschneiten Wäldern Kanadas oder eine Wildkatze in den tropischen Urwäldern Afrikas. Wie kümmerlich und krank wirkt im Gegensatz dazu die chinesische Tanzmaus, die den ganzen Tag durch eine Toilettenpapierrolle rennt, weil sie verrückt ist – oder der Braunbär im Zoo, der von einer Wand zur anderen läuft, sich aufbäumt und umdreht, um wieder zur anderen Wand zu laufen. Oder der dekadente Nachfahre des Wolfs, der mittlerweile mit tausend verschiedenen Gesichtern durch die Stadt läuft und die Autoabgase einatmet. An der Leine, versteht sich, abhängig vom guten Willen seines Herrchens oder seines Frauchens und bis zur Willenlosigkeit herabdressiert, daß er auf Kommando einem fremden Willen gehorcht – bis hin zum Töten eines Artgenossen, was in freier Natur nur in Ausnahmesituationen der Fall wäre.

Auch hier gilt wieder: Wie man seinen Nächsten behandelt, so behandelt man sich selbst. Wie man mit der Natur in der Außenwelt umgeht, so verfährt man auch mit derjenigen im Inneren. Wer die Harmonie untergräbt und Gottes Plan und Wille nicht achtet, der legt den Grundstein zu seinem eigenen Untergang – der sät Krankheit und Krebs, wo er Gesundheit und Glück ernten will.

Gehen wir weiter. Die Natur des Körpers verlangt nach

Bewegung. Nicht umsonst haben wir mehr als zweihundert Muskeln an unseren Knochen. Schon ein altes Sprichwort sagt: »Wer rastet, der rostet.« Aber der moderne Mensch ist sich zu fein für schäbige körperliche Arbeit – dafür gibt es doch Maschinen. Viel lieber sitzt man im Auto, am Schreibtisch vor dem Computer, vor dem Fernsehapparat oder liegt am Strand unter der bräunenden Sonne.

Auf einem natürlichen Boden kann man mit natürlichen Mitteln ein natürliches Dasein erwirtschaften, nicht aber die Traumphantasien der modernen kranken »Sonnenkönige«. Pestizide, Kunstdünger, neugezüchtete ertragreiche Pflanzen und Tiere und, wenn möglich, die Vollautomatisierung des landwirtschaftlichen Gewerbes oder besser gleich der ganzen industriellen Lebensmittel-Produktionswirtschaft sind dazu vonnöten. Und genau das wurde angestrebt. Man züchtete und untersuchte, forschte und experimentierte und warf das Gift gleich zentnerweise auf die Äcker. Mit dem Erfolg, daß die nützlichen Tiere des Bodens und die Kräuter der Feldwege ausgerottet wurden und das Wasser vergiftet ist.

Leider müssen wir nun die Rechnung zahlen und Früchte konsumieren, die bei weitem nicht mehr den biologischen Erzeugnissen zu Urgroßmutters Zeiten das Wasser reichen können. So vergiften wir uns selbst.

Zu guter Letzt weitet sich unsere pathologische Dimension wieder einmal in die Regionen der Länder der »Dritten Welt« aus, mit deren Hilfe wir nun schon wieder versuchen, unser eigenes Desaster zu kompensieren. Ganze Kontinente wurden zu Vorgärten der westlichen Zivilisation erklärt und die Einheimischen zu Gärtnern der Reichen degradiert. Damit sich dieses Vorgehen rentierte, für die westliche Welt, versteht sich, legte man in den fremden Ländern riesige Plantagen an – Monokulturen, die auf vielen Quadratkilometern kaum einmal einem anderen Pflänzchen den Zugang zum Sonnenlicht gewähren. Welche negativen Auswirkungen diese Art Verstümmelung selbst in den gemäßigten Breiten Nordeuropas und Nordamerikas hat, ist uns allen bekannt. Welche Perversion aber diese Monokulturen gerade in den tropischen und den subtropischen Gebieten darstellt, können wir daran ermessen, daß im Regenwald auf einem Quadratkilometer Erde über einhundert verschiedene Baumarten wachsen (wohlgemerkt, Baumarten und nicht Gräser oder Büsche). Gerade in diesen Regionen herrscht eine Artenvielfalt, die wir uns nicht einmal vorstellen können. Mit dieser Pflanzenvielfalt hat sich auch ein Tierreich entwickelt, das der Pflanzenwelt in ihrem Artenreichtum in nichts nachsteht. Wenn es irgendwann einmal ein Paradies auf Erden gab, dann scheint es hier gewesen zu sein.

Und wir zerstören alles. All die Wunder, die sich über Jahrmillionen entwickelt haben, all die Farbenpracht, all den Reichtum an Schönheit und Ästhetik – nur um unsere eigene, pathogene Welt aufzubauen. Den Regenwald, die Lunge der Erde, holzen wir ab. Tausende von Hektar jeden Tag – und das in einem so verschwenderischen Ausmaß, daß einem wirklich die Tränen kommen können. Es werden nur die größten der Urwaldriesen benötigt. Um an sie heranzukommen, müssen jedoch viele andere Bäume gefällt werden. Schätzungen von Fachleuten über das Ausmaß der Verschwendung gehen bis an die 70 Prozent des gefällten Holzgutes. Von zehn Bäumen werden sieben getötet, ohne daß wir auch nur den geringsten »Nutzen« daraus ziehen.

Erosion ist die Folge. Einst klare Bäche und Flüsse, die früher die Ureinwohner des Dschungels mit Trinkwasser versorgten, verschlammen nun und versanden. Das Wasser wird ungenießbar. Da es aber keine Alternative gibt, trinken

die Einwohner es dennoch – in der Gewißheit der nächsten Krankheit.
Auch hier gilt wieder, daß sich diese Machenschaften nicht auf einen bestimmten Teil der Erde begrenzen lassen. Ob wir uns in den Teeplantagen Indiens, den Kaffeeplantagen Südamerikas oder in den Bananenplantagen Afrikas umschauen, überall werden wir feststellen, daß wir den Boden, die Natur, die Menschen, das Klima, einfach alles aus dem Lot gebracht und den Grundstein für den endgültigen apokalyptischen Zusammenbruch gelegt haben.
Spätesten an dieser Stelle kann man deutlich erkennen, daß sich dieses Verhalten des Menschen der westlichen Zivilisation in nichts von dem Verhalten der Krebszelle im menschlichen Organismus unterscheidet. Der Mensch verlor den Sinn der Natur, den Sinn der natürlichen Lebensweise, baute sich seine eigene Welt, sein eigenes Wertesystem auf und bedrängte mit seinem pathologischen Tun die nächstgrößeren, übergeordneten Bezugseinheiten. In der Bedrohung der Existenz dieser Bezugseinheiten liegt schließlich auch die Bedrohung der eigenen Existenz und des eigenen Wertesystems – was der Mensch, so wie die Krebszelle, leider nicht berücksichtigte und leider immer noch nicht begriffen hat. Der Krebs, an dem die Menschen erkranken, ist der gleiche Krebs, an dem Mutter Erde erkrankt. Den Lungenkrebs zum Beispiel können wir sowohl in den tropischen und subtropischen Regionen erkennen als auch direkt vor der Haustür. Die Bäume sterben und fallen um wie die Menschen, und der Wald wird zum großen Friedhof.
Betrachten wir die Zwickmühle, auf die sich die Menschen bzw. deren Geister eingelassen haben, erneut von einem anderen Standpunkt aus. Die Entstehung einer chronischen Krankheit, noch dazu einer solch massiven wie Krebs,

ist keine Sache von zwei Wochen. Sie ist eine Entwicklung, die sich über Jahre, Jahrzehnte oder gar über Jahrhunderte hin erstreckt. Natürlich ist es auch keine sprunghafte Angelegenheit, die von heute auf morgen Gesundheit in Krankheit umwandelt. Langsam, aber sicher bahnt sich die pathologische Dimension einen Weg und befällt nach und nach immer mehr gesunde Einheiten. Wenn eine von 100 000 Milliarden Zellen entartet, so ist dies zwar schon der Beginn einer Krankheit, aber noch lange nicht als solche im Bewußtsein wahrnehmbar, da unser Immunsystem sich dagegen zu wehren weiß. Das Unterbewußtsein dagegen hat dann sehr wohl schon registriert, daß eine Krankheit im Verzug ist, da es die Summe der Zellen mit all ihren Informationen ist. Wenn schließlich eine bestimmte Anzahl von Zellen befallen ist, manifestiert sich eine Auswirkung der Krankheit über die befallenen Zellen hinaus. Im Prinzip findet dann so etwas wie eine Infiltration statt – eine ganz natürliche Angelegenheit, da der Körper eine vernetzte Ganzheit ist. Das Transzendieren der Krankheit kann auf der materiellen Ebene ebenso vonstatten gehen wie zum Beispiel auf der energetischen. Nach der chinesischen Medizin geht einer Krankheit immer eine Verschiebung des energetischen Gleichgewichts voraus. Die Harmonie der energetischen Bahnen, der Meridiane, wird also zuerst außer Kraft gesetzt. Weitere Stufen, die sich an die energetische Disharmonie anschließen können, sind zum Beispiel vorübergehendes Unwohlsein, kurze, harmlose, akute Krankheiten, Nervosität, erhöhte Anfälligkeit für Infektionskrankheiten und vieles andere mehr. Mit der Zeit jedoch werden die Krankheiten immer massiver und bedrohlicher – bis sie schließlich im unabwendbaren Tod enden. Es gibt bzw. gab also eine stetig ansteigende Verschlechterung der Volksgesundheit.

Wie wir sehen werden, reagierte die Schulmedizin in einer Art und Weise auf dieses Dilemma, die den Teufelskreis der pathologischen Dimension noch kräftig anheizte – nämlich mit der Macht des Geistes, mit der Überheblichkeit gegenüber der Natur. Die Krankheit wurde herausgelöst aus dem Kontext der Dreieinheit und nur noch symptomatisch betrachtet. Daß dies keine Heilung versprechen kann, wurde schon weiter oben angesprochen. Hier soll die Vorgehensweise der Wissenschaft erläutert werden, wie sie an das scheinbar notwendige Wissen zu kommen suchte, durch welches ihr der Geist die Heilung versprach.
Wie gesagt – der Geist setzte sich und das Wissen an die Spitze der Hierarchie, machte sich selbst zum Lohn aller Anstrengungen, nicht die Heilung, und degradierte alles andere zum rechtlosen Hilfsmittel. So konnte es kommen, daß Millionen, sogar Milliarden von Tieren in Versuchslaboratorien herhalten mußten, um am Ende der Versuchsreihe getötet zu werden oder schon vorher zu sterben. Alles, absolut alles aus dem Bereich der Tierwelt mußte dem Größenwahn des Geistes Opfer sein. Von Bakterien über Fliegen und Heuschrecken, Meerschweinchen und Mäusen, Ratten und Hamstern bis hin zu Hunden und Katzen, Schimpansen, Gorillas und Orang-Utans. Alle mußten sie ihr Leben lassen, mußten sie Schmerzen erleiden und Krankheiten erdulden, mußten sie das Gefangensein ertragen in kalten, sterilen Stahlkäfigen. Sie wurden geopfert, sinnlos, brutal und kaltblütig – dem neuen Gott, der neuen Perversion. Nicht genug, daß die Übertragbarkeit der Daten von den Tieren auf die Menschen sehr viel zu wünschen übrigläßt, wie man am Beispiel »Contergan« sehen kann. Mit diesen Verbrechen wurde das »natürliche Unbewußte«, die nächstgrößere, psychische Bezugseinheit nach dem »kollektiven Unbewußten«, in die Nähe des Ruins ge-

bracht. Was äußerlich eine Abschlachtung von wehrlosen Tieren war und ist, ist innerlich das Zerstören der natürlichen Dimension Mensch. Und dieses Tun noch zum moralischen Dienst an der Gesundheit der Menschheit zu erheben – dazu gehört entweder eine gehörige Portion Dummheit oder ein gewaltiges Maß an Unverschämtheit. Dieses Tun ist die Zerstörung der Gesundheitsfähigkeit des Menschen und nicht seine Wiederherstellung.
»Das muß halt mal so sein« wird jetzt möglicherweise derjenige sagen, der der Propaganda der gnadenlosen Versuchstiermedizin unkritisch gegenübersteht. »Wie sollen wir denn sonst zu Erkenntnissen über die Wirksamkeit der Medikamente kommen? Schließlich brauchen wir die Medizin.«
Sehr wohl brauchen wir die Medizin. Sehr wohl brauchen wir die Medikamente. Wir leben nun einmal nicht im Paradies. Aber wo sonst in der Geschichte treffen wir auf solch eine Perversion? Wo sonst werden Tiere in solch einem Ausmaß gequält und getötet, um zum Heil der Menschheit beizutragen? Keine Kultur mußte auf dieses schäbige Mittel zurückgreifen – und doch hatten sie alle ihre Heilsysteme, die dem unseren in keiner Weise nachstanden. Ganz im Gegenteil – in keiner natürlichen Kultur gab es so viele Krankheiten und so viele kranke Menschen wie in der Zivilisation von heute. Spätestens das sollte doch zu denken geben.
Auch wir im Westen haben eine solche Kulturmedizin, die über Jahrhunderte gewachsen ist – aber mit der Kunststoffseuche leider in Vergessenheit geraten ist. Auch wir haben Größen in unserer Geschichte aufzuweisen, die sich der natürlichen Medizin verschrieben haben und ihr ganzes Leben dafür einsetzten, diese weiterzuentwickeln. Auch wir können auf Erfahrungen zurückgreifen, die nicht im Blut der Tiere getränkt sind.

Und wie kamen diese Richtungen zu ihrer Medizin? Durch Beobachtungen am Menschen, durch sensibles Hineinspüren in die innere Welt, durch Wachsamkeit und durch jahrhundertelange Erfahrung.

Die Homöopathie zum Beispiel kennt Tausende homöopathischer Mittel. Auf die Philosophie, die hinter ihr steht, möchte ich jetzt nicht eingehen. Nur auf die Mittel selbst und wie sie auf ihre Wirksamkeit hin untersucht werden. Es gibt hierbei kein Blutvergießen, keine Schmerzen, kein Gefangensein und keinen Zwang. Gesunde Menschen melden sich freiwillig für einen Versuch und nehmen dann zwei bis drei Monate lang den zu untersuchenden Stoff in einer homöopathischen Dosis. Tagtäglich führen sie Protokoll über die neu auftretenden Symptome. Über den Vergleich der Berichte mehrerer Probanden gelangt man schließlich zu einer relativ objektiven Bewertung des Medikamentes. Natürlich wehrt sich die Wissenschaft gegen ein solches Vorgehen. Blut muß fließen, teure Maschinen müssen eingesetzt werden, die Daten müssen absolut objektiviert, sprich leblos gemacht werden, und der Geist muß genau nachvollziehen können, warum das Mittel diese oder jene Wirkung hat – heilen allein reicht nicht aus.

Es gibt die Möglichkeit, ein effektives Gesundheitssystem aufzubauen, wenn die Gesetze der Natur zu den Gesetzen dieses Systems werden. Hierfür muß jedoch eine Kooperation stattfinden, welche alle Beteiligten in den Entstehungsprozeß integriert und gleichmäßig stark bewertet. Der Geist jedoch, in seiner derzeitigen dominanten Position als Diktator, kann weder eine solche Medizin unterstützen noch in eigener Regie selbst herbeiführen. Er wird in beiden Fällen zu einem kläglichen Scheitern maßgeblich beitragen.

Betrachten wir ein solches Naturgesetz einmal ein bißchen genauer. Nehmen wir den Rhythmus. In dem Yin-Yang-Zeichen ist er in den letzten Jahren um die Welt gegangen und fand als eine der tiefsten Wahrheiten des Seins große Anerkennung, doch leider in den meisten Fällen auch hier wieder nur in der Theorie und nicht in der Praxis. Der Geist durfte sich daran erfreuen, nicht aber die Seele und der Körper.

Wenn wir in die Natur schauen, egal, ob in den makroskopischen oder den mikroskopischen Bereich, werden wir immer auf einen Rhythmus stoßen. In einem gewissen Rhythmus drehen sich die Planeten um ihre eigene Achse oder kreisen sie um die Sonne. In einem anderen Rhythmus wechseln die Jahreszeiten und mit ihnen die Kleider der Natur. Und wiederum in einem anderen Rhythmus kreisen die Elektronen um den Atomkern. Allen natürlichen Erscheinungen des Lebens wohnt ein bestimmter Rhythmus inne, der sie in die Harmonie der »großen Einheit« integriert.

Was aber ist mit dem Menschen? Welcher Rhythmus verbindet ihn mit der »großen Einheit«? Leider muß man wieder einmal sagen, daß der Mensch in einem Freund einen Gegner gesehen hat, den es zu bezwingen galt. Und wieder einmal muß man leider sagen, daß es ihm gelungen ist, ihn tatsächlich zu bezwingen und damit einen natürlichen Freund zu verlieren.

Ein Teil dieses Freundes ist die Nacht. Unseren biologischen Merkmalen gemäß sind wir »Tagtiere«, und die Nacht ist für uns die Zeit des Schlafens, des Ausruhens, des Entspannens. Wenn sich die Nacht über das Land legt und der Mensch in der Dunkelheit nichts mehr sieht, sollte das Tagwerk vollbracht sein und er sich mit ruhigem Gewissen zur Ruhe begeben.

Seit jeher war die Nacht die Zeit der Geister und Dämonen, die Zeit der Mächte aus dem Jenseits, der Kobolde und der

Feen, der Hexen und der Zauberer. Schon immer war sie die Zeit der Geheimnisse, der Magie und der Alchimie, der Mythologie und der Philosophie und nicht zuletzt die Zeit der Mystik. Es war die Zeit des Ergriffenseins, des Erschauderns, des atemlosen Starrens in flackernde Flammen – die Zeit der Entdeckungen anderer Welten, anderer Seinszustände, anderer Wirklichkeiten.
Aber diese Kräfte schienen mächtiger als der Mensch zu sein, als der Geist. Wenngleich sie nicht von böser Natur waren, so wollte sie der Geist nicht neben sich dulden – und schon gar nicht über sich. Er wollte der alleinige Herrscher sein. Er wollte das Ziel der Anflehung sein. Er allein wollte das Maß aller Dinge sein – und so machte er die Nacht zum Tag. Rund um die Uhr haben wir nun Tag, und rund um die Uhr können wir nun unserem Geist dienen, der wohlwollend auf den Sieg über die Welt des Jenseits zurückblickt. Vierundzwanzig Stunden am Tag rollt nun ein Lichtermeer über unsere Köpfe und in unsere Seelen. Vierundzwanzig Stunden am Tag reißen die Wogen der Anspannung, die Wellen unserer Gedanken jegliches Aufbäumen eines Willens nach Entspannung nieder, jegliches Aufbegehren tiefer Bewußtseinsschichten. Von Mystik und Erkenntnis, Philosophie und Ergriffensein keine Spur. In der Welt der Logik, der Welt des Geistes, ist für die Natürlichkeit der Gefühle kein Platz mehr.
Welche Folgen hat nun aber die Negierung des Rhythmus? Durch dieses Vergehen an der Natürlichkeit und die Störung des Gleichgewichts zwischen Spannung und Entspannung ist eine pathologische Dimension ins Leben gerufen worden, die es über all die Jahrmillionen auf dieser Erde nicht gegeben hat: die Verspannung (siehe Grafik). Sie ist mittlerweile eine Alltagsgegebenheit geworden. Wer durch die Fußgängerzone geht und sich bewußt die Menschen

anschaut, der wird kaum einmal einen Menschen finden, der nicht verspannt ist. Der eine kneift die Stirn zusammen, der andere die Augen. Bei dem einen hängt der Unterkiefer zu weit unten, und bei den anderen ist er vorgeschoben. Die Schultern sind zu weit vorne oder zu weit hinten oder sind einseitig zu weit hochgezogen – verspannt. Tausenderlei anderer Erscheinungen mehr könnten hier noch aufgezählt werden. Sie sind alltäglich und eine »Errungenschaft« der Zivilisation. Selbstverständlich schlagen sich diese Verspannungen auch im Geist und in der Seele nieder.

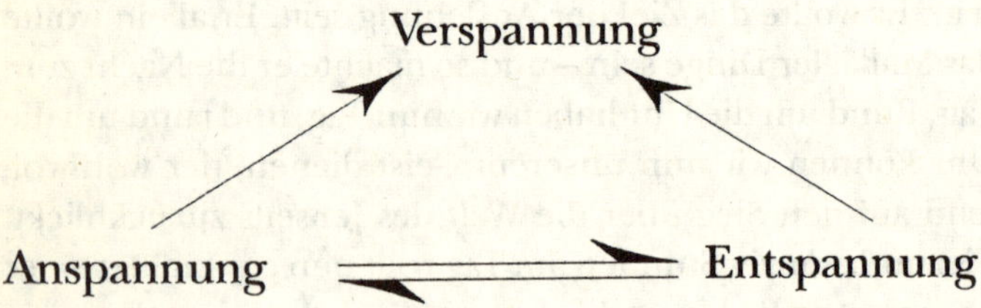

Bei einer Katze beispielsweise, einer ganz normalen Katze, keiner überfütterten Hängebauchkatze, werden wir lange warten müssen, bis sie einmal eine Verspannung zeigt – wahrscheinlich bis an ihr Lebensende. Im Gegensatz zu uns lebt sie nämlich innerhalb des Rhythmus von Spannung und Entspannung – innerhalb der Polarität, die das Phänomen der Verspannung nicht kennt.
Ins Extrem gesteigert, finden wir die Leistungsfähigkeit dieses Prinzips in dem Organ Herz. Augenscheinlich arbeitet es rund um die Uhr, ohne Unterbrechung – über viele Jahrzehnte, Tag und Nacht. Bei näherem Hinsehen jedoch können wir feststellen, daß das Herz ungefähr die Hälfte seines Lebens nicht arbeitet. Es braucht sich nicht stunden-

lang auszuruhen – nur Bruchteile von Sekunden. Dieses kurze Ausruhen ist die Entspannungsphase des Herzens, wenn es sich nach der Kontraktion wieder erweitert. Gäbe es irgendwann einmal eine Verspannung im Herzen, so läge der Friedhof nicht mehr in allzu weiter Ferne.
Diese Entspannungsphase, die letztendlich, gepaart mit der Anspannungsphase, zur vollen Lebendigkeit, zur vollen Kraftentfaltung beiträgt, wird uns genommen bzw. lassen wir uns nehmen. Mittlerweile ist es schon so weit, daß wir Entspannungskurse besuchen müssen, um die Entspannung überhaupt erst wieder zu erlernen. Wie ich meine, ein trauriges Bild, aber gleichzeitig ein Bild inneren Auftriebs, das die Hoffnung erweckt, vielleicht doch wieder in die Harmonie eintreten zu können und letztendlich doch die Vernunft der Natur obwalten zu lassen. Allerdings scheint es ein Weg zu sein, der viele Opfer abverlangt und der sehr tief eingeschliffene Verhaltensmuster, die die Allgemeingültigkeit erworben haben, als schlichtweg irreal, widernatürlich und selbstzerstörerisch entlarvt. So zum Beispiel das Verhältnis von Frau und Mann, von »Yin« und »Yang«, das zur Zeit ebenfalls die Dimension der rhythmischen Polarität zu verlassen droht und dem Wahn der Gleichmacherei zum Opfer fallen könnte. »Gleichberechtigung« heißt das Schlagwort und ist sicherlich nicht ohne Sinn und Berechtigung – zeigt aber letztendlich nur die Spitze eines riesigen Eisberges. Gleichberechtigung impliziert gleiche Pflichten, impliziert gleiche Fähigkeiten, impliziert eine geschlechtslose Gesellschaft, impliziert den Verlust von »Yin« und »Yang«, den Verlust des natürlichen Rhythmus.
Zugegeben, ein heißes Eisen, da solche Bemerkungen sofort als Frauenfeindlichkeit interpretiert werden könnten. Letztlich jedoch ist die Gleichberechtigung von Mann und Frau ein Verlust der Frau, ein Verlust der Weiblichkeit, der

endgültige Verlust der Nacht, der Intuition, der Kraft der Übersinnlichkeit. Nicht zu Unrecht waren früher viele Frauen große Heilerinnen und dank ihrer direkteren Beziehung zum Körper und ihrer intuitiven Fähigkeiten den Männern in vielem überlegen.

Eine Frau ist nun eben eine Frau, und ein Mann ist ein Mann – und wenn beide die gleichen Arbeiten verrichten können, so weist dies lediglich auf die Undifferenziertheit der Anforderungen an die Menschen, auf die Reduktion zum leblosen Maschinendasein. Erst in den Bereichen, in denen sich die Männer von den Frauen unterscheiden, ist die Anforderung eine ganzheitliche, eine mit der Natur einhergehende. Alles andere ist letztendlich nur Ausdruck der Beschneidung der Menschlichkeit, Ausdruck für das Übergewicht von »Yang«, für die Vermännlichung unserer Gesellschaft und die unnatürliche Dominanz des Geistes in unserem Verhältnis zu der Bezugseinheit »Erde«.

Die religiöse Bezugseinheit »Kosmos«

Irgendwann einmal muß jeder Farbe bekennen und sich den Grenzen seines eigenen Horizontes stellen. Man kann es zwar hinauszögern um Tage, Wochen und Jahre oder verschieben auf größere und immer noch größere Erscheinungen, hinter denen wiederum noch bedeutend größere Phänomene lauern. Immer wieder wird man einen Ausweg finden, wird man einen Rettungsanker greifen können, der einen vor der Unendlichkeit bewahrt, vor dem freien Fall in die endlose, schwarze Tiefe, wird man einen Halt finden, der einem die persönliche Größe erhält und die Illusion der subjektiven Macht. Immer wieder kann man sich Luftschlösser bauen und den Kopf in den Sand stecken, um ja nicht mit der Wahrheit konfrontiert zu werden. Immer wieder kann man den erfahrbaren Raum potenzieren und mit Hilfe ausgefeilter Techniken ins Unbegreifliche erweitern, in die Ebene der Protonen und Neutronen, der Leptonen und der Quarks – und nicht zuletzt in die Bereiche der Sonnensysteme und Galaxien, der schwarzen Löcher und des gekrümmten Raumes.

Aber irgendwann einmal kommt der Punkt, wo es einem wie Schuppen von den Augen fällt und man sich die Frage stellt: »Warum? Was alles ist dies im Vergleich zur Unendlichkeit?« Dann werden die bisherigen Gedanken und Taten fast lächerlich erscheinen – als Schattenspiel, als Griff nach dem Spiegelbild, als sinnloses Tun.

Auch dieses Buch hätte erweitert werden können um Tausende solcher Schattenfängereien, ja um Millionen von

Informationen und Gedanken. Ganze Bibliotheken sind schon gefüllt mit dem Wissen, das man hier noch einfügen könnte. Nehmen wir nur die Medizin, die Lehre von Krankheiten, die allein schon das einleitende Kapitel mühelos auf ein tausendbändiges Werk hätten ausdehnen können. Allein die Medizin hat eine Buchstabenfülle in Anspruch genommen, die aneinandergereiht etliche Male um den Erdball – ja wahrscheinlich sogar einige Male bis zur Sonne und wieder zurück reichen würde. Ein ganzes Menschenleben würde nicht genügen, diese Strecke auch nur mit dem Auto abzufahren, geschweige denn, alles zu lesen. Ganze Generationen müßten antreten, um dieses Werk zu vollbringen – und dabei ihr ganzes Leben sinnlos verpfänden. Und das nur für die Medizin ohne all die anderen Gebiete des Wissens und Denkens, des Erkennens und Erfahrens.

Es kann nicht Sinn und Zweck unserer Anstrengungen sein, das ganze Wissen in uns hineinzufressen und uns aufzublasen wie einen Luftballon. Wir dürfen uns nicht verlieren in den einzelnen Disziplinen, in den Teilaspekten der übergeordneten Wirklichkeit. Wir müssen sie erkennen und überwinden, um zu dem vorzustoßen, was letztendlich unserem Leben, unserem Sein, unserer eigenen Person zugrunde liegt. Und was kann dies anderes sein als die Summe alles Existierenden und Nichtexistierenden, was anderes als die größte und alles umfassende Bezugseinheit, was anderes als das, was man Gott, Brahman, Tao, Allah, Nirwana oder den Großen Geist nennt?

Die Disziplin, die sich mit diesem Übergeordneten auseinandersetzt bzw. auseinandersetzen sollte, ist die Religion. In Anlehnung an Cicero ist der Begriff »Religion« eine Ableitung des lateinischen Worts *relegere*, was soviel bedeutet wie »gewissenhaft beobachten«. Nach Lactantius ist er hergeleitet von *religar,* was mit »an Gott gebunden sein« übersetzt werden kann.

Wenn wir Gott beobachten können, ja, wenn wir sogar an ihn gebunden sind – wo ist er dann? Können wir ihn sehen, hören, fühlen, schmecken, tasten? Wer ist dieser Gott? Was ist dieser Gott?

Um der Antwort etwas näher zu kommen, müssen wir zunächst ein anderes Phänomen erörtern: die Transzendenz. Sie wird häufig erklärt mit »Jenseits«. Im Brockhaus können wir lesen: »Der Transzendenz-Begriff entsteht mit der Einsicht, daß es etwas geben muß, was unsere raum-zeitliche, sinnlich erfaßbare Welt übersteigt (transzendiert) und insofern ihr gegenüber logisch früher und ontologisch seinsmächtiger ist ...«.

Erinnern wir uns an das bisher Gesagte. Die Harmonie der Dreieinheit von Körper, Geist und Seele wurde zugunsten der Diktatur des Geistes aufgegeben. Der Geist erhob sich, und die rationale, faßbare, logische Welt wurde zur einzig gültigen erklärt. Alles andere wurde als Lug und Trug angesehen – oder eben ins Jenseits verlagert. Dementsprechend wurde das »Ich« auf das Rationale und Logische beschränkt und abgetrennt von seiner ganzen inneren Tiefe. Die Verbindungen zu den Urahnen, zur Evolution, zur vorevolutionären Reihe und zum Kosmos, also zu Gott, wurden gekappt – die Vergangenheit, die Kultur, die Tradition und die Nacht wurden als jenseitige, fremde, außerirdische Erscheinungen, ja sogar als Feinde angesehen. Kein Wunder also, wenn wir im Volkslexikon nachlesen können, daß die Transzendenz in eine jenseitige Erscheinungswelt führt, die mit unseren Sinnen nicht zu erreichen ist.

Benutzt man demgegenüber die zweite mögliche Übersetzung des Wortes »Transzendenz«, nämlich »Überstieg«, so gelangt man zu einer ganz anderen Interpretation. Dann wird sie eine sehr wohl vertraute Größe des Alltagslebens, die trotzdem nichts an Wunderbarem verliert – vorausgesetzt, man hat die Fähigkeit des Sehens nicht verloren.

Seit langem versuchen die Wissenschaftler, die Welt des Seins auf ihre materiellen Aspekte zu reduzieren. Alles wird berechnet und ausgewertet, in Elemente und Moleküle zerlegt, aufgeschlüsselt und mit Maßeinheiten und Maßzahlen versehen. Die Ursache des Lebens wird in der Anordnung der Materie gesucht.

»Warum aber«, fragt man sich, »hat die Wissenschaft bisher noch kein künstliches Samenkorn zum Keimen gebracht? Man weiß doch, wie viele Milligramm Kohlenstoff, Stickstoff, Sauerstoff, Wasserstoff und etliche andere Elemente mehr an welcher Stelle des Korns liegen. Warum keimt ein künstliches Korn nicht?«

Es muß also doch noch etwas anderes im Spiel sein als nur die chemischen Elemente und deren rechte Anordnung. Und hierbei stoßen wir wieder auf den Begriff der Transzendenz. Transzendenz ist nicht das Hirngespinst über eine Welt des Jenseits, sondern die wundersame Verwandlung unserer jetzigen Welt, die sehr wohl mit den Sinnen erfaßbar ist. Transzendenz meint Leben, meint wachsen, meint die Verkörperung dessen, was wir alle gemeinsam in uns haben und gleichsam zusammen repräsentieren – Gott.

Gehen wir von der primitivsten Schöpfungsvorstellung aus, wobei wir der Gottesvorstellung selbstverständlich die Unendlichkeit einräumen müssen, da sich ansonsten die Frage erhebt, was vorher war, so daß wir wieder eine übergeordnete Größe annehmen müßten. Dieser Gott war nun irgendwann einmal allein, und nichts außer ihm war vorhanden. Wenn demzufolge nun Gott irgend etwas geschaffen hat, so wird er dieses Etwas aus sich heraus geschaffen haben müssen, und somit muß dieses Etwas göttlichen Charakter ha-

ben bzw. ein Teil Gottes sein – denn nichts außer Gott war da, und wo nichts ist, da kann nichts werden.
Wenn wir beispielsweise aus einem Baumstamm zwanzig Stücke herausschneiden und sie bearbeiten (aber nicht mit anderen Stoffen vermischen, da – in unserem Beispiel – keine vorhanden sind), so wird jedes modellierte Stück aus Holz sein und nicht etwa aus Eisen. Und so wie jedes Kunstwerk aus dem Baumstamm, ob Esel oder Zaun, Haus oder Kugel, aus Holz ist, so ist jede Erscheinung des Lebens göttlich, also ein Teil des allumfassenden Gottes – ausgestattet mit der Möglichkeit des Überstiegs, der Transzendenz, mit dem Wunder des Wachstums und der Verwandlung aus sich selbst heraus.
Und überall können wir dieses Phänomen entdecken. Im Bereich der Materie bilden Elektronen, Protonen und Neutronen ein Element. Die Elemente schließen sich zusammen und bilden Moleküle – und diese wiederum bilden unzählige Verbindungen, die schließlich in das Konstrukt der Zelle münden. Aber diese Zelle wäre nichts ohne die innere Triebfeder der Transzendenz, ohne den Wunsch nach dem Übersteigen des Selbst durch die Verbindung mit anderen Zellen – ohne die Hoffnung nach einer neuen Errungenschaft.
So setzt sich die Reihe fort bis zu einem Samenkorn, dem die Kraft und der Wunsch innewohnen, in eine Pflanze zu transzendieren, in einen Strauch oder einen Baum. Und was da einmal so winzig und unscheinbar in der Erde verborgen lag, steht dann wie von Geisterhand beschworen als König der Ebene im Licht der Sonne.
Bereits hier wird sichtbar, daß die reine Materie, angetrieben durch die Macht der Transzendenz, in eine andere Dimension transzendiert ist – nämlich in den Bereich des Lebens, in den Bereich der selbstaktiven Vermehrung.

Noch steht es an seinen Anfängen, und noch sind die Freiheit und die Selbständigkeit aufs engste beschränkt, aber dennoch ist schon ein gewaltiger Unterschied zur Ebene der »leblosen« Materie zu bemerken.
Doch die Grenzen des Möglichen sind noch immer nicht erreicht, und so begibt sich das Leben auf eigene Füße und lernt schwimmen, kriechen, laufen, springen und fliegen. Tiere erscheinen auf dem Erdball und mit ihnen die Möglichkeit zu bewegtem Leben. Natürlich werden auch hierbei wieder sämtliche Möglichkeiten ausgeschöpft. Jede ökologische Nische formt ein anderes Lebewesen, und jedes Lebewesen wiederum formt einen andersgearteten Lebensstil und andere Verhaltensmuster. Die Entwicklung ging weiter und mündete schließlich in den Menschen und mit diesem in das bewußte Bewußtsein.
Manch einer wird sich fragen, was das soll: »bewußtes Bewußtsein«. Es müßte doch eigentlich genügen zu sagen: »Bewußtsein«. Der Mensch hat leider einige wichtige Tatsachen des Lebens vergessen. Mittlerweile sind wir der Ansicht, daß ein Stein zum Beispiel kein Empfinden, keine Wahrnehmung und kein Bewußtsein hat. Damit unterstellen wir aber, daß er entweder nicht zu Gott gehört, er also vor der Schöpfung neben Gott bestanden habe und wie dieser unvergänglich sei – oder aber, daß Gott einen bewußten und einen nichtbewußten Teil habe. Mir jedenfalls scheint es unmöglich, daß Gott etwas aus sich selbst heraus erschafft, ohne diesem Etwas implizit zu bleiben. Selbst dieser Stein ist ein Aspekt von Gott, und wo Gott ist, da ist Leben und Wahrnehmung und Bewußtsein.
Gilt nicht etwas Ähnliches für die Zellen des Menschen? Jede Zelle trägt die Erbinformation des Menschen in sich, und jede Zelle ist verbunden mit dem Bewußtsein des Menschen – auch wenn dies ein noch so weiter Weg ist, der

durch das Unbewußte geht. Aber jede dieser Zellen hat eine Selbstempfindung, die bei überproportionaler Abweichung vom Normalwert in das Bewußtsein weitergeleitet wird.

Um möglichen Mißverständnissen vorzubeugen, möchte ich das »bewußte Bewußtsein« noch etwas näher erläutern: Was es nicht meint, ist das bewußte Erleben von materiellen, geistigen oder seelischen Regungen. Es meint nicht das Eis am Stiel, die finanzielle Notlage oder den morgendlichen Anpfiff vom Chef; nicht den sexuellen Orgasmus, das Lustwandeln entlang der Promenaden am Mittelmeer oder die Depression über den Untergang der Menschheit. Es meint die Wahrnehmung des »Sein«. Der Mensch unterscheidet sich also nicht dadurch von den Erscheinungen der Materie, der Pflanzen- und Tierwelt, daß er als einziger des göttlichen Bewußtseins ist, sondern nur dadurch, daß er sich darüber bewußt werden kann, daß er göttlicher Natur ist.

Leider hat der moderne Mensch die Angewohnheit, alles zu bewerten. Er kann die Dinge nicht einfach so sehen, wie sie sind – nämlich im Grunde gleichwertige Bestandteile eines Ganzen. Immer muß eine Hierarchie entworfen werden, muß es einen Guten und einen Schlechten, einen Starken und einen Schwachen, einen Dummen und einen Schlauen, einen Beneidenswerten und einen Bemitleidenswerten geben. Wenn wir wirklich alle miteinander, ob Materie, Pflanze, Tier oder Mensch, Teile Gottes sind, wie soll es dann möglich sein, zu beurteilen, welcher Teil Gottes mehr wert ist als der andere. Grenzt diese Anmaßung nicht schon an Blasphemie?

Vor allem zwei Denkgebäude herrschen in den Köpfen der Menschen vor, die diese blasphemische Unterbewertung göttlicher Teile sehr deutlich repräsentieren: Zum einen

die Degenerationstheorie des Christentums und zum anderen die Evolutionstheorie der Wissenschaften.
Weite Teile der christlichen Kirche predigen tatsächlich, daß die Sexualität, die Freude am eigenen Körper und am anderen Menschen, Sünde sei. Jeder Genuß ist verpönt, jede Freude am Leben. Früher habe die Menschheit im Paradies gelebt und sich seiner als nicht würdig erwiesen – deshalb sei sie daraus verbannt worden. Der Mensch sei schlecht und schwach und gierig und neige dazu, immer sündhafter zu werden, also immer weiter zu degenerieren. Daß diese Indoktrination über die Jahrhunderte hinweg im Volk keine guten Früchte tragen konnte, verstehen wir heute. Jeder, der jahrelang gedemütigt und als Schwächling und Taugenichts beschimpft wird, wird irgendwann einmal entweder an seinem Minderwertigkeitsgefühl zugrunde gehen oder aber sein Selbstbild ins entgegengesetzte Extrem verkehren. Wenngleich die zweite Ansicht ebenso falsch bzw. unrealistisch ist wie die erste, so ist sie doch eine notwendige Kompensation für die erduldete Schmach der ersten Verirrung.
Eine Antwort des Menschen auf die Demütigung des institutionalisierten Christentums war die wissenschaftliche Überheblichkeit. Mit der Evolutionstheorie wurde der Mensch auf den Thron der Welt gestellt, er selbst sah sich nun als die Krone der Schöpfung, als das lang ersehnte Ziel des dauernden Suchens der Natur. Selektion und Mutation hatten seiner Meinung nach endlich den Sinn erfüllt und den König des Lebens geformt.
Die Horizontale war dem neuzeitlichen Menschen bisher verschlossen geblieben. Immer sah er sich in eine Hierarchie verwickelt, in einen Zwang der vertikalen Sichtweise. Würde es uns gelingen, als Denk- und Sehweise die Horizontale zu gewinnen und alle Teile der Schöpfung wirklich

als Teile Gottes zu sehen, so fände die Diffamierung der bisher als minderwertig angesehenen Erscheinung Gottes endlich ein Ende. Die Überheblichkeit gegenüber den Tieren würde weichen, ebenso gegenüber den zurückgedrängten Formen unseres eigenen Daseins, unserer eigenen Persönlichkeit.
Wenn es uns nun wirklich gelänge, die Horizontale zu entdecken, so wären wir auf dem Weg der Erkenntnis dessen, was Gott in seiner Gesamtheit ist, ein gutes Stück vorangekommen. Wieder einmal geht es um die Transzendenz. Gott hat sich offenbart in der Materie. Diese hat sich transzendiert zum Leben – hat ihre Dimension verlassen, überstiegen und Leben kreiert. Das Leben hat sich ebenfalls transzendiert und in der Seele, der Empfindung, einen neuen Ausdruck gefunden. Als nächste Errungenschaft der Transzendenz wurde der Geist offenbart, der zwar im Menschen eine Einheit mit dem Körper und der Seele bildet, aber als Vermittlungsebene wohl doch eine ganz und gar andere Qualität hat als die beiden anderen Bestandteile. Und ebenso ist die Qualität Gottes wiederum eine andere als die drei ursprünglichen Qualitäten von Körper, Geist und Seele, wie sie beispielsweise im Weltschöpfungslied des *Rig-veda* zum Ausdruck kommt:

> Damals war nicht das Sein, noch das Nichtsein.
> Kein Luftraum war, kein Himmel darüber her –
> Wer hielt in Hut die Welt; wer schloß sie ein?
> Wo war der tiefe Abgrund, wo das Meer?
>
> Nicht Tod war damals, noch Unsterblichkeit
> Nicht war die Nacht, der Tag nicht offenbar –
> Es hauchte windlos in Ursprünglichkeit
> Das Eine, außer dem kein andres war.

Vom Dunkel war die ganze Welt bedeckt
Ein Ozean ohne Licht, in Nacht verloren –
Da ward, was in der Schale war versteckt,
Das Eine durch der Glutpein Kraft geboren.

Aus diesem ging hervor zuerst entstanden
Als der Erkenntnis Samenkeim, die Liebe –
Des Daseins Wurzelung im Nichtsein fanden
Die Weisen, forschend in des Herzens Triebe.

Als quer hindurch sie ihre Meßschnur legten,
Was war da unterhalb? Und was war oben? –
Keimträger waren, Kräfte, die sich regten,
Selbstsetzung drunten, Angespanntheit droben.

Doch, wem ist auszuforschen es gelungen,
Wer hat, woher die Schöpfung stammt, vernommen?
Die Götter sind diesseits von ihr entsprungen!
Wer sagt es also, wo sie hergekommen? –

Er, der die Schöpfung hat hervorgebracht,
Der auf sie schaut im höchsten Himmelslicht,
Der sie gemacht hat oder nicht gemacht,
Der weiß es! – Oder weiß auch er es nicht?[30]

Gott kann nicht rational erfaßt und exakt mit Worten umschrieben werden, ebensowenig wie er sinnlich gefühlt werden kann. Weder der Körper noch der Geist, noch die Seele allein reichen in dieses Phänomen hinein. Gott ist nur erfahrbar als die transzendente Erscheinung der Harmonie aller Bestandteile. Erst wenn sich im Bewußtsein die Dreieinheit manifestiert hat und die Gewißheit der Gesamtheit mit anderen Menschen, Tieren, Pflanzen und Dingen vollzogen ist und man sich als ebenbürtigen Bestandteil der ganzen Lebenskette sieht, erst dann kann Gott als die nächste Stufe der Transzendenz erfahren werden. Gott ist nicht irgendwo im Jenseits. Gott ist hier – immer allgegenwärtig. Es ist eine Frage der Erkenntnisfähigkeit, ob einem das Glück widerfährt, durch ganz genaues Beobachten diesen Gott zu erfahren oder nicht. Ebenso wie das Leben der Harmonie der Materie bedarf, ebenso wie der Geist und die Seele der Harmonie der lebendigen Bausteine bedürfen, bedarf die Wahrnehmung Gottes eines ruhigen, harmonischen Bewußtseins, das weder durch den Geist, den Körper oder die Seele noch durch die Überheblichkeit gegenüber anderen Menschen, Tieren, Pflanzen oder Dingen aus dem Lot gebracht ist. Erst wenn sich das ganze Universum, das sich in jeder Körperzelle widerspiegelt, im Inneren des Menschen in Harmonie erlebt, sich der Mensch also in völliger Übereinstimmung mit dem Naturrecht befindet und der »selbstbewußte Geist« keine Einwände in Form von Realitätsmanipulationen vorzubringen hat, erst dann kann sich der Mensch dem göttlichen Bewußtsein, das allen Erscheinungen immanent ist, annähern und es sich in bewußter Form vergegenwärtigen – und somit seinen Sinn, seine ihm zugesprochene Aufgabe innerhalb der Lebenskette erfüllen.

Wenn wir uns der Frage zuwenden, warum der Menschen von seinem wahren Urgrund getrennt ist und wer dafür zum jetzigen Zeitpunkt – nicht prähistorisch gesehen – mit verantwortlich zu machen ist, stoßen wir schon wieder auf das Prinzip »Teile und herrsche«. Wir müssen hierbei erneut erleben, daß aufgrund der persönlichen Unselbständigkeit eine eigentlich »gewinnbringende« Dimension die pathologische Disharmonie noch weiter verstärkt. Aber daß unter anderem gerade diejenigen, die sich für die religiöse Dimension am stärksten einsetzen müßten, nämlich die Vertreter der Kirche, einen maßgeblichen Teil der Last dieses Vergehens auf ihren eigenen Schultern zu tragen haben, das halte ich für eine besonders traurige »Leistung« der Gattung Homo sapiens. Die Kirche selbst, die Bischöfe und Priester, die Pfarrer und Kardinäle, sie alle tragen einen Großteil der Schuld daran, daß die Menschen den Bezug zu Gott verloren haben.

Betrachten wir die Schriften des Neuen Testamentes, werden wir in ihnen alle Variationen vorfinden, die einer Religion offenstehen, um das Verhältnis von Gott und den Menschen zu erklären. Die tiefsten Einsichten in die Natur des Menschen können wir im Johannes-Evangelium nachlesen. Hier bringt Jesus die Einheit von Gott und Mensch auf den Punkt, indem er sagt: »Ich und der Vater sind eins.« Mit diesem Satz hebt er die Jenseitigkeit auf und holt sie ins Diesseits. Mit diesem Satz macht er jeden Menschen zum Gott.

An anderer Stelle sagt er zu den ihn steinigenden Juden: »Heißt es nicht in eurem Gesetz: ›Ich habe gesagt: Ihr seid wie Götter‹?« Mystische Schulen, die sich der Verwirklichung dieser Ansicht verschrieben haben, sind die Jesus- und Brautmystik (Bernhard von Clairvaux), die Passionsmystik (Bonaventura) und die spekulative Mystik (Eckart und Seuse). Aber auch außerhalb des Christentums gab und gibt es eine Reihe von Schulen, die diesen tiefsten Erkenntnissen folgen. Als die bekanntesten sind wohl der Taoismus der Chinesen, der Vedanta der Inder, die Mysterienkulte der Griechen, die Kabbala und der Chassidismus der Juden und der Sufismus im Islam zu nennen.

Wenn selbst Jesus dieses Mysterium predigte, müßte das einem Christen eigentlich zu denken geben. Er hat nämlich gesagt: »Das Reich Gottes ist inwendig in euch.« Oder: »Selig sind, die reinen Herzens sind, denn sie werden Gott schauen.« Demgegenüber wird die These vertreten, daß wir zwar göttlichen Ursprungs sind, aber nicht Gott selbst. Jesus bestätigte auch diese Ansicht mit den Worten: »Ich bin der Weinstock, ihr seid die Reben.« Es herrscht zwar eine enge Verbindung vor, aber keine Identität. Man könnte dieses Denken als geistiges Übergangsstadium auf dem Weg zur totalen Trennung bezeichnen. Der Dualismus nun, die dritte Variante, ist die vollendete Trennung. Jesus bringt sie mit den Worten zum Ausdruck: »Betet zu euerem Vater im Himmel.« Es ist nichts mehr zu spüren von einem gegenseitigen Durchdrungensein. Die Grenzen sind ganz klar abgesteckt, und die Ordnung ist eindeutig hierarchisch gegliedert. Gott im Himmel hat die Macht, und wir hier unten müssen beten. Für Jesus selbst war dies allerdings nur der erste Schritt im Umgang mit einem fremden Menschen, um diesen so, langsam, aber sicher, an die tieferen Wahrheiten heranzuführen. Es ist dies als das Stadium des Laufenlernens zu charakterisieren, dessen Überwindung die Voraussetzung für das Erklimmen der Himmelsleiter ist. Jesus selbst wollte nicht herrschen und Macht über seinesgleichen ausüben. Er wollte nur den Weg weisen zu Gott im eigenen Herzen. Ganz anders dagegen die Kirche. Matthias Pöhland schreibt: »Das Konzil von Nicäa (325 n. Chr.) – persönlich geleitet von Konstantin – erklärt den Sohn als wesenseins mit dem Vater, ein Dogma, das nichts mehr mit dem Gottesbewußtsein Jesu, viel aber mit dem Gottkaisertum der römischen Caesaren zu tun hatte.«[31]

Nach diesem Konzil war Jesus kein Mensch mehr, sondern eine übernatürliche Kreatur aus dem Jenseits. Und all das, was Jesus sich in den langen Jahren der Entbehrungen und der Versenkungen erarbeitet hat, all die Erkenntnisse und Einsichten wurden von einem Tag auf den anderen dem Menschentum gestohlen und einer unbekannten Größe im Jenseits zugesprochen – etwa nach der Devise: »Das kann kein Mensch gewesen sein. Hört zu, ihr Menschen – ihr seid viel zu schlecht, viel zu schwach und viel zu dumm. Ihr seid dieses Mysteriums nicht würdig.«

Welch Zufall doch, daß bei diesem Konzil auch die Einheit von Kirche und Glaube gerettet wurde und von nun an der Weg des Gläubigen zu Gott über die Kirche führte: »Als Vermittler zwischen dem göttlichen Christus und der Gemeinde konnte sich jetzt die kirchliche Hierarchie einschalten. An die Stelle der ›Nachfolge‹ trat die Unterwerfung.«[32]

Der Mensch wurde für unfähig erklärt, allein den Weg zu Gott zu beschreiten. Die Fähigkeit, seinen tiefsten Kern, seinen wahrsten Urgrund in seinem Herzen zu finden, wurde ihm abgesprochen. Man redete dem Menschen das Behindertsein ein, die Unselbständigkeit, und erklärte das Bereitstellen eines »Rollstuhles« zum humanen, selbstlosen Dienst an der Menschheit. Natürlich spielten hierbei die Macht und das Geld eine erhebliche Rolle. Wir müssen uns nur einmal das Leben eines Klosterbewohners im Mittelalter vergegenwärtigen und es mit der Lebensweise der in Armut lebenden Landbevölkerung vergleichen. Nicht grundlos hat der Volksmund den Ausdruck »Klostermops« geprägt.

Aber nicht nur die Vergangenheit spricht Bände – auch die Gegenwart. Mittlerweile hat sich die christliche Kirche zu einem der größten Unternehmen gemausert, das viele der sogenannten Wirtschaftsriesen in den Schatten stellt. Weltweit hat sie ihre Fangarme ausgebreitet und nicht selten mitten in einem Hungergebiet ein pompöses Monument als Ausdruck ihrer Macht erbauen lassen.

Bevor wir noch weitere unliebsame unchristliche Entdeckungen über das Christentum machen, möchte ich diese Ausführungen über die Religion mit der traurigen Feststellung beschließen, daß diese Praktiken der Menschheitsverstümmelung im Namen der Religion aufgrund finanzieller und politischer Machtansprüche nicht auf gewisse Strömungen des Christentums beschränkt, sondern in der ganzen Geschichte nachweisbar sind. Erich Fromm differenziert hier zwischen autoritären und humanistischen Religionen. Unter autoritärer Religion versteht er »die Anerkennung einer höheren unsichtbaren Macht von seiten des Menschen; einer Macht, die über sein Schicksal bestimmt und Anspruch auf Gehorsam, Verehrung und Anbetung hat. Das wesentliche Element autoritärer Religionen und autoritärer religiöser Erfahrung ist die Unterwerfung unter eine Macht jenseits des Menschen.«[33] Da nun die christliche Kirche Stellvertreter Gottes ist, obliegt ihr ebenfalls die Macht des Anspruches auf Unterwerfung. Der Prototyp autoritärer Religionen ist für Fromm die kalvinistische Theologie.

Demgegenüber geht es der humanistischen Religion darum, die Selbstverwirklichung zu fördern und die Fähigkeiten der Menschen, ihre Vernunft, ihre Kraft und ihre Liebe zu entwickeln. Nicht das Unterdrücken, sondern Wachsenlassen, nicht Bevormunden, sondern Zur-Selbständigkeit-Erziehen, nicht Beschneiden und Verstümmeln, sondern Ergänzen lautet die Devise einer humanistischen Religion. Beispiele solcher humanistische Religionen sind für Fromm der Frühbuddhismus, der Taoismus, die Lehren Jesajas, Jesu, Sokrates' und Spinozas.

Die zweite Theorie, die uns anstatt der horizontalen Sichtweise die vertikale nahelegt, ist die bereits genannte Evolutionstheorie. Kein ernstzunehmender Wissenschaftler kann es sich heute leisten, sie in ihren Grundgedanken anzuzweifeln. Auch mir scheint sie durchaus plausibel und mit den Überlieferungen und Weisheiten alter Kulturen durchaus vereinbar. Was sich jedoch als negative Begleiterscheinung aus der Evolutionstheorie herauskristallisiert hat, ist die Überheblichkeit gegenüber den früheren Erscheinungsformen.

Zum einen wird der Mensch als König aller Wesen angesehen, und aufgrund seines höheren Entwicklungsgrades wird ihm ein höherer Wert beigemessen. Zum anderen gilt die Ansicht der höheren Entwicklungsstufen auch innerhalb der Gattung Homo sapiens und führt hier zur speziellen Evolutionstheorie. Sie impliziert ebenfalls ein Wertgefälle von den modernen Menschen zu den Naturvölkern oder den heute noch in mittelalterlichen Verhältnissen lebenden Völkern.

In wissenschaftlichen Kreisen ist man sich heutzutage über die Entwicklung des menschlichen Glaubens und Denkens im großen und ganzen einig. Sie wird der besseren Übersicht wegen dreigeteilt dargestellt, wenngleich ein fließender Übergang akzeptiert werden muß. Die Stufen lauten Magie (Animismus bzw. Animatismus), Religion und Wissenschaft.

Als präanimistische Stufe nimmt Sigmund Freud noch das sehr umstrittene, weil nicht belegbare Stadium des »Animatismus« an. Dies ist die Lehre der allgemeinen Belebtheit. Jede Erscheinung, ob Vogel oder Baum, Sandkorn oder Regentropfen, Wolke oder Wind, wird als Lebewesen angesehen. Es ist dies das Stadium der menschlichen Entwicklung, in dem alle Dinge als Träger des göttlichen Bewußtseins angesehen werden und noch nicht versucht wird, die Welt dem Willen des Menschen zu unterwerfen.

Andrew Lang und Wilhelm Schmidt vertreten die Theorie des Urmonotheismus, die besagt, daß die Urreligion der Menschheit der Monotheismus war und aus diesem erst die Magie erwuchs.

Vergleichen wir die beiden Theorien, kommen wir zu dem Schluß, daß sie sehr wohl miteinander vereinbar sind und die Menschen damals tatsächlich noch mit dem einen Gott verbunden waren, der sich ihnen überall und zu jeder Zeit zeigte. Gott war damals noch das Gesetz, die übergeordnete Harmonie, und der Mensch ein in Gott und Natur integriertes Lebewesen. Es war also ein sich überall offenbarender Monotheismus.
In der ersten allgemein anerkannten Entwicklungsstufe, der Magie, verspürte der Mensch den Wunsch, die Natur seinem Willen untertan zu machen. Gleichzeitig spürte er die Kraft der Allmacht seiner Gedanken. Freud schreibt: »... die Magie zeigt uns am deutlichsten und am unvermengtesten die Absicht, den realen Dingen die Gesetze des Seelenlebens aufzuzwingen ...«[34] An anderer Stelle bringt er dies in Zusammenhang mit einem pathologischen Geschehen. Somit wird die ganze damalige Menschheit quasi für psychisch krank erklärt (und der moderne Mensch im 20. Jahrhundert ist dabei, die letzten Überreste dieses vermeintlich krankhaften Denkens, die Naturvölker, aus Profitgier vom Erdball zu verbannen):

> »So erweist sich die Allmacht der Gedanken, die Überschätzung der seelischen Vorgänge gegen die Realität, als unbeschränkt wirksam im Affektleben des Neurotikers und in allen von diesem ausgehenden Folgen. Unterzieht man ihn aber der psychoanalytischen Behandlung, welche das bei ihm Unbewußte bewußt macht, so wird er nicht glauben können, daß Gedanken frei sind, und wird sich jedesmal fürchten, böse Wünsche zu äußern, als ob sie infolge dieser Äußerung in Erfüllung gehen müßten. Durch dieses Verhalten wie durch seinen im Leben bestätigten Aber-

glauben zeigt er uns aber, wie nahe er dem Wilden steht, der durch seine bloßen Gedanken die Außenwelt zu verändern vermeint. Die primären Zwangshandlungen dieser Neurotiker sind eigentlich durchaus magischer Natur.«[35]

Neben der Titulierung »die Wilden« und »die Primitiven«, die leider weit verbreitet ist, müssen diese Menschen an anderer Stelle auch noch für den Vergleich mit dem Hysteriker herhalten. Sind diese Ansichten der Naturvölker, diese Bemühungen, aber nicht eigentlich Ausdruck der völligen Integrität? Sie erkannten die Umwelt als Teil ihres Selbst und bemühten sich, durch Verhaltensmaßregeln über den inneren Bereich auf die Umwelt einzuwirken. In *Totem und Tabu* führt Freud etliche Beispiele davon an:

> »Man erzeugt den Regen auf magischem Wege, indem man ihn imitiert, etwa auch noch die ihn erzeugenden Wolken oder den Sturm nachahmt. Es sieht so aus, als ob man ›regnen‹ spielen wollte. Die japanischen Ainos zum Beispiel machen Regen in der Weise, daß ein Teil von ihnen Wasser aus großen Sieben ausgießt, während ein anderer eine große Schüssel mit Segel und Ruder ausstattet, als ob sie ein Schiff wäre, und so um Dorf und Gärten herumzieht.«[36]

Die Gedanken sind eben nicht frei und losgelöst von der Umwelt – sie bilden vielmehr eine Einheit mit dem Körper und der Seele und über diese, auf einigen Umwegen, auch eine Einheit mit den Mitmenschen, mit der Natur und mit Gott. Freud betrachtet die Rituale zu vordergründig. Es geht nicht darum, das Tun wegen seiner scheinbaren Erfolglosigkeit zu karikieren, sondern darum, die

geistigen und seelischen Inhalte zu erkennen, um eventuell etwas von ihnen zu lernen.
Hat vielleicht die moderne Wissenschaft bzw. Zivilisation ihre Ziele erreichen können? Neben dem Zusammenraffen, dem Diebstahl der natürlichen Ressourcen, der Ausbeutung der »Dritten Welt« und dem Entzug der Lebensbasis künftiger Generationen hat sie verhältnismäßig wenig Positives zuwege gebracht. Mittlerweile steht unser ökologisches System kurz vor dem Zusammenbruch – ein Resultat, das beispielsweise der Magie nicht anzulasten wäre.
Aber durch diesen Schritt des Wünschens und Wollens katapultierte sich der Mensch aus dem Garten Eden bzw. wurde er herauskatapultiert. Somit war der paradiesische Zustand beendet und die Menschheit auf den Weg der Entwicklung geschickt. Als Zwischenstadium auf dem Weg zur Religion wird der Animismus angesehen, der Teile der Allmacht der Gedanken auf Geister und Dämonen projiziert. In der Phase der Religion wird die Allmacht den Göttern bzw. Gott zugeschrieben, die jedoch durch Opferriten und Gebete des Menschen teilweise manipuliert werden können. Diese Rituale kritisiert Freud wiederum als pathologische Verhaltensweisen. Er charakterisiert sie als zwangsneurotisch und somit Religion pauschal als universelle Zwangsneurose. Über Gott an sich verliert er kein Wort. Er ist Wissenschaftler, und da Gott sich nicht objektivieren läßt, wird er gar nicht erst behandelt. Dies jedoch ist das Defizit, die Krankheit der Wissenschaftsära, und über sie hat Freud sich leider nicht geäußert, ebensowenig wie die meisten anderen Wissenschaftler, für welche die göttliche Komponente des Seins tabu zu sein scheint. Erdreistet sich tatsächlich einmal ein Wissenschaftler, die religiöse Dimension in seine Forschung mit einzubeziehen, so wie zum Beispiel C. G. Jung, der die Gotteserfahrung als durch-

aus reell, ja für existentiell notwendig hielt, so muß er sich den Vorwurf der Unwissenschaftlichkeit gefallen lassen.

Über diese Entwicklungsreihe, von Animatismus über Magie und Religion hin zur Wissenschaft, können wir neben der intellektuellen Ausweitung auch ein ständiges Entfernen vom Ursprung, vom Kern, ja von der Wahrheit erkennen. Wo die Religion wenigstens noch eine Ahnung von Gott in weitester Ferne hat (anscheinend Jahrtausende zurück), ist die Wissenschaft schon gar nicht mehr in der Lage, sich diesem Phänomen zu nähern.

Trotzdem wäre es töricht, den Wissenschaftlern jegliche Genialität abzusprechen. Freud hat beispielsweise den phylogenetischen (stammesgeschichtlichen) Entwicklungsstufen ontogenetische (die Individualentwicklung betreffend) gegenübergestellt. Selbstverständlich können diese Stadien nicht als deckungsgleich angesehen werden, aber in Hinblick auf die Weiterentwicklung der Menschheit führt diese These zu einer interessanten Erkenntnis:

> »Wenn wir im Nachweis der Allmacht der Gedanken bei den Primitiven ein Zeugnis für den Narzißmus erblicken dürfen, so können wir den Versuch wagen, die Entwicklungsstufen der menschlichen Weltanschauung mit den Stadien der libidinösen Entwicklung des Einzelnen in Vergleich zu ziehen. Es entspricht dann zeitlich wie inhaltlich die animistische Phase dem Narzißmus, die religiöse Phase jener Stufe der Objektfindung, welche durch die Bindung an die Eltern charakterisiert ist, und die wissenschaftliche Phase hat ihr volles Gegenstück in jenem Reifezustand des Individuums, welcher auf das Lustprinzip verzichtet hat und unter Anpassung an die Realität sein Objekt in der Außenwelt sucht.«[37]

In Anlehnung an diese Theorie definiert Freud das Gottesbild des Menschen (nicht jedoch Gott) psychologisch als den erhöhten Vater. Gott jedoch hat kein Geschlecht in unserem Sinne, weil er die transzendente Erscheinung der beiden uns bekannten Geschlechter ist. Wird ein Gott mit männlichen (oder weiblichen) Attributen versehen, so müssen wir hierin eine Projektion erkennen. Ein patriarchalisches System mit einer autoritären Religion wie das unsere sieht die Autorität mit dem Mann verbunden und somit Gott mit männlichen Wesenszügen. Die Wirklichkeit jedoch lehrt uns, daß Gott bzw. die Transzendenz nur im Aufeinandertreffen beider Geschlechter offenbart werden kann – mit dem sehr wohl zu berücksichtigenden Faktum, daß sie nicht gleiche Rechte und Pflichten haben, sondern spezifische. Gott wäre demnach nicht der erhöhte Vater, sondern die Erhöhung der vereinigten Eltern.

Aber was geschieht, wenn der Mensch sein Objekt in der Außenwelt gefunden hat? Welche ist die nächste Stufe des ontologischen bzw. phylogenetischen Seins der Menschheit? Nicht das Suchen ist die ersehnte Gabe der Anstrengung, sondern das Finden, die Kumulation der Fragmente zu einem neuen Sein – mit Hilfe der Fähigkeit der Transzendenz. Nicht das Sammeln der Daten sollte das Ziel des Lebens sein, sondern deren Verknüpfung und Weiterentwicklung und das Erkennen ihrer Beziehung zum Weltganzen – zu Gott. Auf die sexuelle Ebene übertragen, um bei Freud zu bleiben, fordert dieses Suchen eines Objektes in der Außenwelt das Finden eines gegengeschlechtlichen Partners, um mit diesem das Mysterium der Transzendenz, die Fortpflanzung zu erleben bzw. zu erfüllen. Die Annäherung an Gott wird in keinem Abschnitt des Lebens intensiver.

Übertragen auf die phylogenetische Ebene, würde dies bedeuten, daß die Dreigliederung der Evolution des menschlichen Glaubens und Denkens um ein viertes Glied erweitert werden muß: um das Stadium der Mystik. Das nächste Stadium wäre demnach der Wiedereintritt in das Stadium des Animatismus – mit dem Unterschied der gereiften Bewußtheit, die durch die Stadien der Magie, der Religion und der Wissenschaft gegangen ist. Erneut wäre dies ein Eintritt in die Horizontale, ein Wiedereintritt in die Gleichbewertung aller Erscheinungen des Seins. Es wäre dies die Vollendung des Kreislaufs des Lebens und die Erweiterung des menschlichen Bewußtseins auf seine wirkliche (wirk-liche) Größe. Entgegen dem »Teile und herrsche« wäre dies endlich einmal eine Reintegration der abgespaltenen Fragmente und der Versuch der Verwirklichung einer wahrhaften Ganzheit.

Rufen wir uns noch einmal das Diagramm der Spannungsverhältnisse in Erinnerung. Neben der Bedeutung der Begriffe können wir diesem Schaubild nun auch eine Bedeutung der räumlichen Anordnung beimessen. Die horizontale Ausdehnung, die Ordnung der Gleichberechtigung, ist die Ebene der natürlichen Erscheinungen. Diese müssen sich im richtigen Verhältnis und in einer richtigen Anordnung ergänzen, um nicht in eine pathologische Dimension zu entarten:

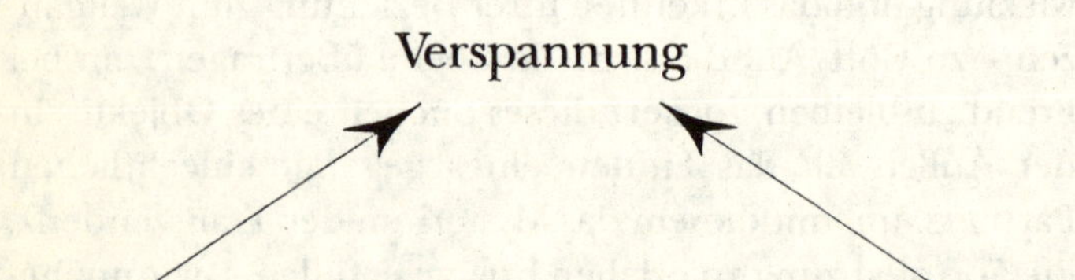

Im physiologischen Bereich bedeutet dies zum Beispiel das Verhältnis von Einatmung und Ausatmung, Anspannung und Entspannung der Muskulatur oder aber einen Regelmechanismus zwischen Operator- und Regulatorgenen. Ist eine dieser Funktionen der anderen in irgendeiner Weise unterlegen, so kommt es zum pathologischen Symptom – falscher Sauerstoffgehalt, muskuläre Verspannung, Krebs ... Die Vertikale bedeutet in diesem Fall eine krankhafte Erscheinung, die aufgrund einer vertikalen Anordnung des Gegensatzpaares zustande kam.
Da wir uns nicht immer auf die Krankheit beziehen und uns hauptsächlich mit dem angestrebten Ziel, der Gesundheit, auseinandersetzen wollen, müssen wir uns die Frage stellen: »Was geschieht, wenn die Verhältnisse stimmen?« Dann sind die biologischen Systeme voll funktionsfähig, und die Transzendenz auf geistiger, seelischer, körperlicher, sozialer, natürlicher und religiöser Ebene kann voll zur Geltung kommen – dann manifestiert sich Gott bzw. Gottes Plan und Wille. »Yin und Yang«, Mann und Frau, Herz und Verstand werden sich ergänzen und nicht mehr gegenseitig bekämpfen, um das Mysterium des Lebens, um Gott zu verwirklichen:

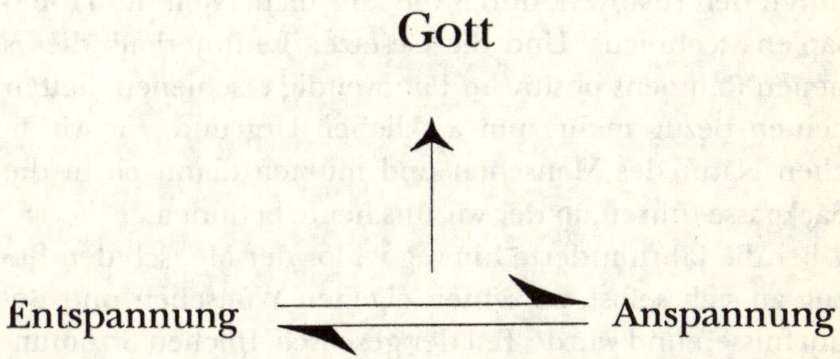

Da diese Senkrechte ein Machtverhältnis impliziert, muß sie uns unweigerlich zu der Frage führen, was diese Einsichten in bezug auf unsere Autoritätsverhältnisse bedeuten. Autorität ist ein natürliches Phänomen, das wir in allen Bereichen des Lebens finden können. Es ist deshalb eine Verkennung der Realität, sich auf eine antiautoritäre Strategie zu berufen. Demgegenüber ist das Anstreben bzw. das Akzeptieren einer positiven Autorität sehr wohl von Nutzen. Fromm unterscheidet rationale und irrationale Autorität, wobei die rationale eine fördernde Autorität ist und die irrationale eine unterdrückende.

Rationale Autorität ist demnach immer eine Autorität, die von Gott kommt und die Harmonie der gleichwertigen Erscheinungsformen zum Ziel hat. Da es aber in unserer Gesellschaft keine absolute Autorität auf der Grundlage des Naturrechts mehr gibt bzw. diese übergeordnete Dimension durch den größenwahnsinnigen Geist verdrängt und scheinbar ersetzt worden ist, gibt es bei uns keine institutionalisierte rationale Autorität mehr. Alles, was uns als Machtposition vorgesetzt wird, repräsentiert die irrationale Autorität. Das Naturrecht wurde, weil man es nicht verstand bzw. verstehen wollte, durch das juristische Recht ersetzt. Der absolute Rahmen, Gottes Plan und Wille, wurde ersetzt durch den relativen, durch die künstliche Welt des Homo sapiens technicus. Und die Gesetze, die innerhalb dieses neuen Rahmens positiv und notwendig erschienen, hatten keinen Bezug mehr zum wirklichen Urgrund, zur wirklichen Natur des Menschen und mußten demnach in die Sackgasse führen, in der wir uns heute befinden.

Über die Jahrhunderte hinweg verlor der Mensch den Bezug zu sich selbst, zu seinen eigenen Wünschen und Bedürfnissen und wurde Teil der gesellschaftlichen Strömungen, die ihn immer weiter von sich selbst entfremdeten.

Nehmen wir nur das Modewort der Neuzeit schlechthin – Individualität. Jeder sucht heutzutage seine Individualität und ist bestrebt, sie in besonders ausgefallenen Ideen und individuellen Höchstleistungen auszudrücken. Individualreisen werden angeboten, individuelle Haarschnitte werden frisiert, mit einer Zahl versehen, bekommt jeder seine individuellen Jeans zugebilligt, die Wohnung muß individuell eingerichtet sein ... und überhaupt, vor sich überbietender Extravaganz und Egozentrik ist nichts mehr geblieben, was nicht individuell ist.
Die wirkliche Bedeutung von »Individualität« ist jedoch eine ganz andere. Der Begriff ist eine Zusammensetzung aus der verneinenden Vorsilbe *in* und dem lateinischen Verb *dividere,* was »teilen« bedeutet. »Individuum« meint demnach das Unteilbare. Und was ist unteilbar? Nichts außer der Unendlichkeit ist unteilbar – und das ist Gott.
Die Bedeutung eines Wortes verschiebt sich natürlich nicht zufällig und nicht von heute auf morgen. Wörter sind Ausdrucksformen des Menschen, und sie verändern sich im gleichen Ausmaß und in die gleiche Richtung wie die Menschen selbst, da sie Teile der Menschen sind und diese widerspiegeln.
Dies ist eine der vielen Zwickmühlen, in welche die modernen Menschen des Westens hineingeraten sind. Auf der einen Seite versuchen sie, ihrer Natur, ihrer tiefsten Bewußtseinsschicht entsprechend, die Harmonie zu erlangen, Gott, und auf der anderen Seite sind sie so stark von Werbeslogans infiltriert und metastasiert, daß sie diese Harmonie über den Weg der Disharmonie zu erreichen suchen.
Hier ist die Schizophrenie, die Gespaltenheit des modernen Menschen, am deutlichsten sichtbar. Ein Teil will die Harmonie, aber der andere geht den Weg der Disharmonie. In der Theorie ersehnt man den Frieden, aber in der

Praxis lebt der Krieg. In der Welt des Wünschens siegt die Gesundheit, aber in der Welt des Tuns regiert die Krankheit – die Unselbständigkeit und die Disharmonie.

Wir suchen die Harmonie, das Glück, den Frieden und die Gesundheit, und deshalb dürfen wir nur die Autorität anerkennen, die uns diesem Zustand, dieser Integrität näherbringt. Und das ist allein das Naturrecht, die Verwirklichung der Selbständigkeit und deren Dienst an der Harmonie.

Jede Anerkennung einer anderen Autorität, ob Macht, Geld oder Ruhm, sie alle sind der geheime, unbewußte »Bund mit dem Teufel«, der trotz aller schönen Versprechungen und Hoffnungen nur Unglück, Krankheit und Tod heraufbeschwört und die Transzendenz, das Leben, die Kreativität und die Phantasie umpolt und in ihren negativen Erscheinungen zum Keimen bringt. Leider ist es auch bei der Transzendenz, die uns den Himmel offenbaren und Gott zeigen kann, der Fall, daß sie bei mangelnder positiver Inanspruchnahme in ihr Gegenteil umschlägt und sich dann als infernales Instrument des Bösen entpuppt. Doch dies hat nichts mit der Macht des Teufels zu tun, sondern mit der Unfähigkeit des Menschen, die natürlichen Seiten als die natürlichen zu belassen und die göttlichen als Gott zu registrieren. Erst dann, wenn wir Gott wiedererkennen und uns bereitwillig in die Harmonie einordnen, kann sich Gottes Plan und Wille manifestieren und jede Bezugseinheit an ihrem Ort die ihr zugedachte Aufgabe erfüllen. Dann erst sehen wir, daß der Stein die steinerne Seite Gottes repräsentiert und der Stahl die stählerne, der Baum die baumhafte und das Bakterium die bakteriologische. Wenngleich sie alle Seiten Gottes in sich haben und die Gesamtheit Gottes repräsentieren, jeder für sich, so ist das Bewußtsein jedoch, und mit ihm die materielle Auspräagung, nur in den Punkten nicht mit Repressoren besetzt, die eben die steinerne Seite, die bakteriologische usw. wahrnehmen und ausformen. Der Rest ist besetzt, ähnlich der Informationsunterdrückung bei den Zellen – wovon schon weiter oben die Rede war –, um neben dem »weißen Rauschen« eine wirkliche, prägnante Bewußtheit zu entwickeln.

Wenn die Tiere wieder die tierische Seite Gottes repräsentieren, in Freiheit und integriert in ihre Ökologie – wenn der Mensch wieder Mensch ist in seiner ganzen Tiefe, eingedenk seiner Aufgaben und seiner Fähigkeiten, seines Sinngehaltes und seines Wertes, wenn auch die Zellen wieder ihren Sinn finden und sich in das Körpergeschehen integrieren – wird nach all den Jahren die Krankheit Krebs sich auf ihr biologisches Maß reduzieren und nicht mehr Geißel ganzer Völker, ja der ganzen Menschheit sein.

[illegible] wachsen.

[illegible] Sinnbilder [illegible] Kontinente [illegible] Jahrhundert [illegible]

Krebs und Heilung

In der westlichen Medizin geht man davon aus, daß ein Mensch gesund ist, wenn keine körperlichen, geistigen und/oder seelischen Störungen bzw. Veränderungen subjektiv oder objektiv feststellbar sind. Nach dieser Definition kann es also sein, daß ein Mensch abends gesund ins Bett geht und morgens krank wieder aufwacht, weil er zum Beispiel einen Schmerz im Unterleib verspürt. Wo aber soll diese Krankheit herkommen – so urplötzlich über Nacht? Einfach so aus dem Nichts? Natürlich nicht. Krankheiten haben eine Geschichte. Sie sind das Produkt eines ganzen Lebens oder sogar ganzer Generationen. Lange bevor der Mensch eine Krankheit bewußt erlebt, ist diese schon am Wirken, und sein Unbewußtes ist bemüht, sie abzuwehren. Es findet ein regelrechter Kampf statt zwischen den pathogenen Erregern und den Bewahrern der Gesundheit – und erst wenn der Aspekt der Krankheit die Oberhand gewonnen hat, wird die Krankheit offenbar.

In vielen Kulturen wird die Krankheit als Botschaft Gottes verstanden. Sie wird nicht gerade als Freund des Menschen gesehen, aber doch als eine notwendige und gerechte Erscheinung, die den Menschen auf seinem Weg ein Stück weiter bringen kann. Um jedoch einen positiven Nutzen aus einem Sachverhalt ziehen zu können, muß man ihn verstehen und bewerten können.

Da die meisten Mediziner mit Gott nichts anzufangen wissen, werden sie diese Interpretation wohl als mittelalterliche Erscheinung der Nichtaufgeklärten zurückweisen und sich nicht näher damit befassen. Legen wir aber unsere bisherigen Ansichten über Gesundheit und Gott zugrunde, kommen wir zu einer akzeptablen religiösen Auslegung. Gott ist überall – in jeder Zelle, in jedem Molekül, ja sogar in jedem Elektron. Und in all diesen Erscheinungen wohnt der Drang nach Harmonie, der zur Gesundheit führt. Wird diese Harmonie gestört, dann wird ebenso Gottes Plan und Wille gestört, und somit ist die Krankheit die Antwort auf ein von Gott ungewolltes Verhalten. Wenn nun in den heiligen Schriften steht, Gott könne die Krankheit wieder beheben, er könne sie heilen, so kann das nur bedeuten, daß die Harmonie diese Krankheit heilen kann und den Kranken wieder in einen harmonischen Zustand versetzt.

Demnach ist eine Krankheit nicht als negativ zu bewerten und schon gar nicht als Feind, den es zu besiegen gilt. Ebensowenig kann man sie in den Himmel heben und sie überschwenglich mit positiven Attributen versehen. Sie ist eine »neutrale« Angelegenheit, eine den Naturgesetzen folgende Reaktion auf ein unnatürliches Verhalten. Den Nutzen, den man aus ihr ziehen kann, ist die Rückgewinnung dessen, was man vorher verloren hat: die Gesundheit. Aber, wie gesagt, man muß den nötigen Sachverstand haben, um die Botschaft einer Krankheit zu verstehen, um die Worte Gottes, deren Schriftzeichen die Symptome sind, lesen zu können. Tagtäglich sehen wir diese »heilige Schrift« in den Erkrankungen der Bezugseinheiten – sehen wir die Botschaft Gottes in Haltungsschäden, in Denkblockaden und in seelischen Abstumpfungen, in gestörtem Sozialverhalten, in einer verschmutzten, gestorbenen Natur und nicht zuletzt in dem Mangel an wahrer, gelebter Religion; aber leider können wir nicht mehr verstehen, was sie uns sagen will.

Ebenso konnte die Mehrzahl der Menschen vor uns nichts mit den Krankheiten anfangen. Für sie war Krankheit nur mit negativen Assoziationen besetzt. Sie war der Feind der Menschheit, die Geißel des paradiesischen Wohlbefindens – und in ebendiesem Bild hat sie sich in die moderne westliche Medizin hinüberretten können. Genau in diesem krassen Mißverständnis liegt das wahre Unglück der Krankheit, nicht in der Krankheit selbst.

Wenn wir heute einen Menschen vor uns haben, der bis gestern noch keine pathologischen Symptome zeigte, heute aber an Unterleibsschmerzen leidet, müssen wir danach streben, zu erkennen, was uns die Krankheit sagen will. Oftmals muß man nur der Sprache des Körpers folgen und diese auf die geistige und die seelische Dimension übertragen, um sich ein Gesamtbild von dem Patienten machen zu können. Über diese Symptomatik kann man dann einen Weg zu der Erkenntnis finden, in welcher Bezugseinheit der Patient disharmonisiert ist. Neben der allgemeinen Reintegration sollte sich das hauptsächliche Bemühen des Patienten dieser erkrankten Bezugseinheit zuwenden und sie harmonisieren.

Die Schulmedizin sagt dieser Krankheit den Kampf an. In ihren ersten, harmlosen Erscheinungsformen weicht diese dann auch tatsächlich den chemischen Waffen und hinterläßt einen scheinbar gesunden Menschen. Die Disharmonie des Menschen jedoch wurde nicht beseitigt und mit dieser auch nicht die Krankheit. Im Gegenteil – durch diese passive therapeutische Beeinflussung werden die Selbstheilungsprozesse des Patienten außer Kraft gesetzt und somit die erhöhte Anfälligkeit für die nächste Krankheit. Zu der nicht beseitigten Disharmonie, die weiterhin bestehenbleibt, kommen dann auch noch andere Disharmonien, welche durch die erste ausgelöst wurden – und so kommt es zu einer Kumulation. Jeder weitere chemische Eingriff schwächt die Selbstheilungskräfte des Körpers immer weiter, und die Kumulation der Krankheiten sorgt für eine immer gefährlicher werdende Erkrankung. Da Krebs nicht mehr durch die chemischen Attacken unter Kontrolle zu halten ist und im Endstadium den Tod bewirkt, also das vollständige Herauslösen der Dreieinheit aus allen Bezugseinheiten, können wir davon ausgehen, daß der Endpunkt einer langen Entwicklungsreihe markiert wird. Am Anfang dieser Entwicklungsreihe steht die Gesundheit, die totale Integrität in sämtlichen Bezugseinheiten – und am Ende das Isoliertsein der Dreieinheit, der Tod.

Im Laufe dieser Entstehungsgeschichte hat es ein ständiges Anwachsen der pathogenen Erregungen gegeben, die schließlich einen immer größeren Teil der verfügbaren Energie für sich beanspruchten. Angefangen hat es bereits im Zeitalter der Magie, in welchem die Menschen Gottes Willen nicht mehr für den allein maßgeblichen hielten, sondern einen eigenen hegten. Immer weiter wurde dieser persönliche Wille, der mit Gottes Plan und Willen nicht konform ging, ausgeweitet, bis er schließlich die Toleranzzone der Natur überspannte und ins Pathologische wucherte. Irgendwann einmal hatte der Mensch diese Zone erreicht (sowohl ontogenetisch als auch phylogenetisch), und es ist mühsam, der Frage nachzugehen, in welcher Bezugseinheit der Mensch zuerst gestört war. Tatsache ist, daß sich die Disharmonien innerhalb der einzelnen Bezugseinheiten immer weiter ausdehnen konnten. Dementsprechend äußerten diese Disharmonien zu Anfang relativ harmlose pathologische Zustände. Aufgrund des Unverständnisses des Menschen nicht allumfassend harmonisiert, konnten sie jedoch zu immer gefährlicher werdenden Krankheiten heranwachsen, bis sie schließlich die natürli-

chen Harmoniebestrebungen und die Medizin überforderten und unheilbar wurden.
Warum die Krankheit Krebs bis heute für unheilbar gehalten wird, ist leider nachzuvollziehen, wenn wir uns die Interpretationen und die Therapieformen anschauen, die sich der Mensch im Lauf der Geschichte einfallen ließ.
Im alten Indien und in China suchte man Krebs mit Pasten auf Arsenbasis bzw. mit Quecksilber zu besiegen.[38]
Hippokrates stellte sich die Entstehung des Brustkrebs wie folgt vor: »Wenn die Gebärmutter verlagert oder verschlossen ist ... fließen die Monatsblutungen schlecht ab; die Regeln werden zur Brust hin geschickt, die sie zusammendrücken; sodann erscheinen an der Brust harte Tumoren, die nicht eitern, aber okkulte Krebse bilden ...«[39] Auch zu seiner Zeit gab es also schon Krebs, wenngleich bei weitem nicht in dem Ausmaß wie bei uns. Die damaligen Therapieformen waren die Amputation und das Kauterisieren.
Für Paracelsus (16. Jahrhundert) wurde der Krebs von einem mineralischen Salz verursacht, das im Blut vorliegt. Dieses Salz sucht sich einen Weg aus dem Körper und verursacht dabei dort Tumoren. Das medizinische Konzept gegen Krebs seines Jahrhunderts lautete: »Um die melancholischen Säfte zu vertreiben, empfiehlt Paré Aderlässe; um das ›Intemperament‹ des Herds zu korrigieren, wird bei Frauen die Menstruation, bei Männern die Hämorrhoidenblutung provoziert; wenn der Krebs klein ist, rät Paré, ihn ›durch den Handgriff des Chirurgen auszuschneiden‹ ...«[40]
Im 17. Jahrhundert wird in England die lymphatische Theorie entwickelt: »1652 hat Oleus die Lymphe entdeckt, und seitdem stellt man sich vor, daß die Stagnation des Blutes das Auftreten der Lymphe nach sich zieht und daß diese opalisierende Flüssigkeit koaguliert und für die Bil-

dung der Tumoren verantwortlich ist. Lee Dran wird versichern, daß dies die einzige Ursache des Krebses ist.«[41]
Bernhard Peyrilhe erkannte 1774 erstmals die Ursache des Krebses in Viren. Zur gleichen Zeit formulierte Percival Pott 1775 seine Theorie der »Krebsentstehung durch exogene Risiken«, also kanzerogene Stoffe, die er in gehäuftem Auftreten von Krebs bei Schornsteinfegern bestätigt sah, die fünfzehn bis zwanzig Jahre nach Berufsantritt an Krebs starben.[42]
1832 bestätigte Johannes Müller die Thesen von Marie-François-Xavier Bichat, was zum ersten Gesetz der Onkologie führte: »Der Krebs stört nur die Struktur eines Gewebes, aber er ist eine Gewebsmasse, die immer noch ihre Entsprechung im erwachsenen oder im embryonalen Gewebe findet.«[43]
Rudolf Virchow schreibt 1853: »Wir müssen die Idee völlig aufgeben, daß ein Tumor sich im Körper wie ein unabhängiges Wesen entwickeln kann. Er ist ein Teil des Körpers; er ist mit ihm nicht nur verwandt, sondern stammt aus ihm, er ist seinen Gesetzen unterworfen.« Dies führte zu dem zweiten Gesetz der Onkologie: »Jede Zelle stammt von einer anderen Zelle ab. Jede Geschwulst stammt somit von einer Zelle des Organismus, in welchem sie sich entwickelt.« Dieses Gesetz wird 1886 von Louis Bard zum dritten Gesetz der Onkologie erweitert: »Ein Gewebe kann wegen seiner zellulären Spezifität nur einen Tumor bilden.«[44]
Rudolf Virchow formulierte in seinen Grundlagen zum zweiten onkologischen Gesetz die Erkenntnisse, die zweifelsohne zu einer anderen Therapie als der chemischen Passivtherapie hätten führen müssen. Wenn die Geschwulst den Gesetzen des Körpers unterworfen ist, so stimmen die Gesetze nicht mehr, und die Anstrengungen müssen drauf

abzielen, diese Gesetze zu ändern, und nicht darauf, diese Geschwulst zu zerstören.

Aber hierbei sieht man einmal mehr, daß es unerheblich ist, was man vorgesetzt oder vorgelesen bekommt. Der selbstbewußte Geist, die eigene Persönlichkeit macht das, was da außen ist, zu dem, was man sehen oder hören will, und nicht zu dem, was es wirklich ist. Man wollte diese Worte nicht so verstehen, wie sie auf dem Papier standen, man wollte keine Gesetze der Gesamtheit erkennen, man wollte analysieren und fraktionieren, und so kam man zu den Therapieformen, die wir heute kennen.

Die Naturheilkunde streut ihre Hoffnungen recht weit. Sie beruft sich auf die Misteltherapie, auf die Enzymtherapie, auf die biomolekulare Therapie, auf Kurzwellenbehandlungen der vegetativen Gehirnzentren, auf diätetische Maßnahmen, auf Lockerungsübungen und dergleichen mehr. Leider muß auch auf Entartungen hingewiesen werden, die in der Verarbeitung von Schafsembryonen zu Medikamenten ihren Ausdruck finden.

Im Gegensatz zu diesen relativ sanften Methoden geht die Schulmedizin einen recht gewaltsamen Weg. Ihre favorisierten Therapien sind die Radiotherapie und die Chemotherapie. Daß diese Formen der versuchten Heilung keinen integrierenden Charakter haben, sieht man an den Nebenwirkungen, zu welchen Übelkeit und Erbrechen, Verminderung der Leukozyten und der Thrombozyten, Lungenfibrose und Haarausfall gehören. Wenn einem die Haare zu Berge stehen, kann man von einer recht starken Gemütsbewegung sprechen, die durch dieses Bild ausgedrückt werden soll. Welche Dimension diese Erregung bei Haarausfall erreicht, können wir schon gar nicht mehr nachvollziehen. Gelingt es der Medizin dann tatsächlich, im Anschluß an eine Amputation den kahlköpfigen Patienten fünf Jahre lang von weiteren Krebsgeschwüren zu befreien, spricht man gleich von einer »Fünf-Jahres-Heilung«. Der Mensch soll dann geheilt sein, soll gesund sein, wenngleich zu befürchten ist, daß die Geschwulst über kurz oder lang wieder zu wachsen beginnt.

Der Mensch ist nicht nur die Spitze des Eisberges, sondern dessen Ganzheit – und erst wenn der Mensch sich dieser Ganzheit bewußt wird und in Harmonie mit dieser Ganzheit lebt, erst dann kann er gesund bzw. auf dem besten Weg zur Gesundheit sein. Es kann kein Medikament geben, weder ein natürliches noch ein synthetisches, welches den Krebs heilt. Krebs ist keine Krankheit, die uns einem Räuber oder einem Tiger gleich überfällt. Krebs ist die Manifestation unseres Denkens, Fühlens und Handelns. Krebs sind wir selbst.

Wir müssen zurückfinden zu uns selbst, zu unserer Ganzheit, zu unserer Harmonie von Körper, Geist und Seele und deren Harmonie mit den übergeordneten Bezugseinheiten »Wir«, »Natur« und »Gott«. Erst dann, wenn wir diesen Weg vor Augen haben und den ersten Schritt in diese Richtung gehen, erst dann sind wir auf dem Weg zur Gesundheit, auf dem Weg zur Erkenntnis, daß wir selbst die Krankheit sind und daß wir allein die Kraft und die Fähigkeit besitzen, diese Krankheit zu überwinden. Es gibt nur einen Weg zur Gesundheit, einen einzigen, und dieser ist der Weg der selbstaktiven Reintegration.

TEIL II

Praktische Schlußfolgerungen

Nach all den Schwarzmalereien ist es nun an der Zeit, sich den lichten Seiten des Lebens zuzuwenden. Die Welt ist nicht so trostlos und schlecht, wie es nach den bisherigen Ausführungen den Anschein haben mag. Sie kennt Zeiten des Aufbauens, des Aufblühens und ebenso Zeiten des Vergehen, des Verwelkens. Was entsteht, muß vergehen, und was vergeht, muß neu entstehen – weder der Tod noch das Leben sind unendlich. Auch der Krebs kann nicht unendlich sein. Wie alles andere in der Welt hat auch er einen Sinn und eine Aufgabe – ein Leben und einen Tod. Wenn die Menschen seinen Sinn durchschaut und in ihr Leben integriert haben, wird er überflüssig werden und der Heilung anheimfallen – dem Tod. Bevor wir zu dem praktischen Teil der »Selbstaktiven-Reintegrations-Therapie« kommen, möchte ich noch einmal an die Entwicklungsgeschichte des Krebs eingehen. Im mytogenetischen Bereich stellt sich hierbei die Frage nach der Häufigkeit der aufgetretenen Krebsleiden. Ist die Krebsrate gestiegen oder gefallen? Ist sie in Abhängigkeit von sozialen, wirtschaftlichen oder natürlichen Gegebenheiten zu sehen? Im ontogenetischen Bereich dagegen sind die Fragen vorwiegend qualitativer Natur. Wie hat sich der Krebs entwickelt? Was sind seine Vorstufen? Welche persönlichen Konstellationen fördern bzw. hemmen ihn?

In der Medizin spricht man von Präkanzerosen und bezeichnet damit diejenigen Krankheiten, die einem Krebsleiden unmittelbar vorausgehen. Es werden fakultative und obligate Präkanzerosen unterschieden. Die fakultativen Präkanzerosen führen nur in einem geringen Prozentsatz zu Krebs. Zu ihnen gehören Magengeschwüre, Hautwarzen, Gallensteine, Lichtdermatosen und geschwürige Dickdarmfisteln. Bei obligaten Präkanzerosen ist die Wahrscheinlichkeit einer malignen Entartung wesentlich höher. Zu ihnen zählen zum Beispiel die Leukoplakie (Weißschwielenkrankheit), die Bowen-Krankheit (Präkanzerose der Haut) und Polyposis (Magen-Darm-Polypen).

Wieder einmal dürfen wir davon ausgehen, daß diese medizinisch definierten Präkanzerosen nur die Spitze des Eisbergs sind und daß es noch wesentlich mehr Krankheiten gibt, die mit Krebs in direkter Verbindung stehen. Jede Krankheit ist ein Zeichen für ein Ungleichgewicht, und die Intensität der Krankheit korreliert mit dem Maß der Unausgeglichenheit. Von Samuel Hahnemann, dem Begründer der Homöopathie, haben wir gelernt, daß eine Krankheit ein Versuch der »Steuerungszentrale« des Menschen ist, die eigene Unausgeglichenheit durch das selbstaktive Ausheilen zu harmonisieren – also die Krankheit ein natürlicher Impuls für die Selbstheilungskräfte ist, das innere Gleichgewicht, die wirkliche Gesundheit, wiederherzustellen. Wird demnach eine Krankheit mit Medikamenten bekämpft und »geheilt«, fehlt den Selbstheilungskräften der heilsame Reiz, so daß sie das innere Gleichgewicht nicht herstellen. Die Krankheit heilt dann zwar äußerlich ab, aber die innere Unausgeglichenheit bleibt zurück – der nächste Krankheitsausbruch ist programmiert. Der zweite Ruf der Steuerungszentrale in Form der zweiten Krankheit wird etwas kräftiger sein, weil er für die Wiederherstellung der Gesundheit unbedingt gehört werden muß. Verhallt auch dieser unbeachtet, wird sie versuchen, sich mit noch härteren

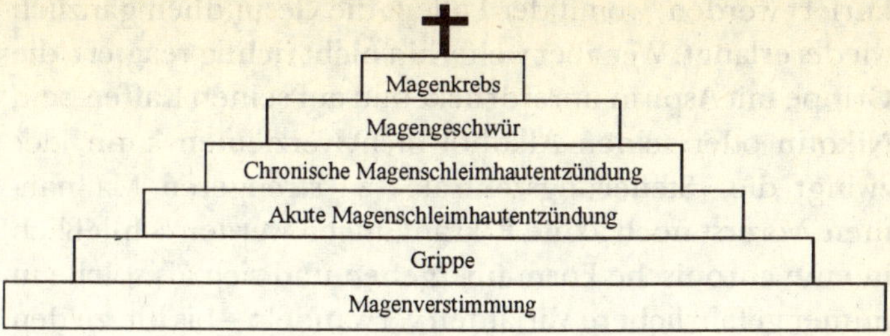

Signalen Gehör zu verschaffen – so lange, bis sie nicht mehr geheilt werden kann und stirbt.
Eine solche Entstehungspyramide sei hier für den Magenkrebs entwickelt, wobei berücksichtigt werden muß, daß sie nur eine von vielen Möglichkeiten darstellt und sich nach den ersten Stufen durchaus in anderen Organen niederschlagen könnte: Die erste Stufe der Krankheitsentwicklung ist eine Magenverstimmung. Sie könnte ein Hinweis sein, daß etwas Falsches gegessen wurde, daß der Körper den Kaffee, die Zigaretten oder den Alkohol nicht verträgt oder, ganz einfach, daß zuviel gegessen wurde und der Körper nun Ruhe braucht, um die Nahrung zu verdauen. Kommen wir diesem Signal nach und beschränken uns auf die Zufuhr, die der Magen verkraftet, dann wird es zu keiner Steigerung kommen. Geht man jedoch achtlos über diesen Ruf der »Steuerungszentrale« hinweg, schluckt Tabletten und belastet seinen Magen weiterhin über seine Kapazität hinaus, dann werden dem Körper die zwei Tage Ruhe nicht mehr genügen, die ihm eine Magenverstimmung verschafft. Dann benötigt er vielleicht eine ganze Woche, um die innere Harmonie wiederherzustellen. Das Mittel seiner Wahl könnte dann beispielsweise eine Grippe sein. Diese könnte im Bett bei Kamillentee und Ruhe aus-

kuriert werden, womit der Patient die Gesundheit gänzlich wiedererlangt. Wer aber weiterhin nicht richtig reagiert, die Grippe mit Aspirin unterdrückt und auf seinen Kaffee, sein Nikotin oder seinen Alkohol nicht verzichten kann, der zwingt die »Steuerungszentrale« zu strengeren Maßnahmen. Vorerst noch akute Erkrankungen werden schließlich in eine chronische Form übergehen und sich als solche in immer gefährlichere Varianten verwandeln – bis hin zu den scheinbar unheilbaren Krankheiten wie Krebs, Zirrhose oder Infarkt.

Die Geschichte des Krebs beginnt nicht mit der Geschwulst, sondern mit der inneren Unausgeglichenheit und mit dem Mangel an Reaktionsbereitschaft auf die inneren Signale. Die Pyramidenform wurde nicht grundlos gewählt. Je harmloser die Krankheiten sind, desto näher sind sie der Erde, und um so größer ist die noch verbliebene Lebendigkeit. Je schwerwiegender die Krankheiten werden und je höher sie in der Pyramide angesiedelt sind, desto weiter ist der Patient von der Natürlichkeit der Erde, von der Ganzheit des Lebens entfernt. Die Spitze der Pyramide ist ein Punkt. Ein Punkt hat keine Polarität, und er steht für die Auslöschung der Polarität des Lebens – für den Tod.

Heil sein bedeutet ganz sein. Um dem Anspruch des Heilens gerecht zu werden, muß die Therapie den Patienten in seine Ganzheit zurückführen und ihn darin bestärken, diese Ganzheit in ihrer schillernden Vielfalt anzunehmen und sich mit ihr zu identifizieren.

Die Ganzheit des Menschen ist seine persönliche, seine soziologische, seine natürliche und seine religiöse Dimension. Auf dem Weg zur Gesundheit muß er Stück für Stück seines Selbst zurückgewinnen und in sein Selbstbild reintegrieren sowie parallel hierzu Stufe für Stufe seiner Krankheitspyramide abtragen, um am Ende wieder mit beiden

Füßen fest auf der Erde zu stehen. Diese Krankheitspyramide ist das Produkt einer Lebensgeschichte und von Mensch zu Mensch verschieden. Jeder hat seine eigenen Krankheiten durchlaufen und hierbei seine ganz persönlichen Erfahrungen gemacht. Demnach ist es verständlich, daß auch der Heilungsprozeß ein individueller sein muß. Was bei dem einen Menschen auf eine positive Reintegration schließen läßt, kann bei einem anderen möglicherweise ein Hinweis auf einen progressiven Verlauf des Krankheitsgeschehens sein. Dennoch gibt es gewisse allgemeingültige Prinzipien. Mit ihrer Hilfe ist es dem Heilsuchenden möglich, den jeweiligen Stand seiner reintegrativen Bemühungen in etwa zu bestimmen.

Das erste dieser Prinzipien ist die chronologische Ordnung. Es besagt, daß das Abtragen der Krankheitspyramide von oben nach unten erfolgt und hierbei einen chronologischen Verlauf in etwa einhält. Je länger die Problematik zurückliegt, um so länger wurde sie mit herumgetragen, und um so tiefer hat sie sich verankert. Dementsprechend länger dauert es, sie aufzulösen.

Daß diese Prinzipien, die hier aufgeführt werden, nur richtungweisenden Charakter haben, wird jetzt schon deutlich. Es gibt natürlich auch schwerwiegende Eindrücke, die an Heftigkeit all die anderen überragen und die immer wieder zum Vorschein kommen. In solch einem Fall wird das Trauma nicht warten, bis es an die Reihe kommt, sondern sich entsprechend häufig und heftig zu Wort melden und so die chronologische Ordnung auf den Kopf stellen.

Das zweite Prinzip kommt aus der Homöopathie und heißt dort die »Heringsche Regel«. Sie besagt, daß die Heilung ihren Weg von innen nach außen und von oben nach unten nimmt, entgegengesetzt der Krankheitsentwicklung. Hahnemann meinte, daß bei der Krankheitsbildung ein Schutzmechanismus am Werk ist, der die »Lebenszentrale« und somit den ganzen Menschen zu schützen sucht, indem die Krankheit von der »Zentrale« abgewendet und in den Körper verlegt wird. Je weiter diese Krankheit von der »Zentrale« entfernt ist, um so ungefährlicher ist sie für diese. Mit der Zeit jedoch werden die entfernter gelegenen Regionen immer dichter besiedelt, so daß die Krankheit zwangsläufig immer näher an die »Zentrale« heranrückt – bis diese schließlich selbst befallen wird und der Tod eintritt.

Das dritte Prinzip geht auf Feuerabendt zurück und kommt aus der Yogatherapie. Es besagt, daß bei intensiver Bemühung für den Heilungsprozeß eine Zeitdauer von ungefähr einem Zehntel des bisherigen Lebens veranschlagt werden kann. Ein Dreißigjähriger würde demnach für die Integration mindestens drei Jahre benötigen. Vor dem Hintergrund des dritten Prinzips erklärt es sich, daß die *Selbstaktive Reintegrations-Therapie* (SRT) kein Ersatz für herkömmliche naturheilkundliche Therapien sein kann, ebenso wie sie in weiter fortgeschrittenen Stadien keineswegs »Stahl und Strahl« der Schulmediziner ersetzen kann. Oftmals ist die verbleibende Lebenszeit ohne Operation viel zu kurz, als daß irgendwelche Erfolge durch die SRT zu erwarten sind. Wenngleich die lebensverlängernden Maßnahmen keinen integrativen Charakter haben, bieten sie doch dem Kranken eine letzte Frist, sich vielleicht doch noch heilen zu können. Demnach wäre es unvernünftig, sich einer Operation zu entziehen, um auf die eigenen Selbstheilungskräfte zu hoffen. Die SRT tritt nicht in Konkurrenz zu anderen Therapien. Sie ist lediglich eine notwendige, aktivtherapeutische Ergänzung zu den üblichen passivtherapeutischen Anstrengungen der Heilpraktiker und der Ärzte. Sie gibt dem Patienten seine Würde und seine Ehre zurück, sein Selbstwertgefühl, sei-

nen Mut, seine Kraft und seine Kreativität – die wichtigsten Grundlagen der Heilung.
Im folgenden ist die Gliederung des I. Teils wiederaufgenommen worden, so daß der Reihe nach die praktischen Konsequenzen für die Integration der Bezugseinheiten »Ich«, »Wir«, »Erde« und »Kosmos« behandelt werden können.
Es ist an dieser Stelle wichtig, noch einmal zu betonen, daß die Gesundheit des Menschen von der Integration dieser vier Einheiten abhängt. Gemeinsam bilden sie die Ganzheit des Menschen, und nur gemeinsam können sie seine Gesundheit aufrechterhalten. Auch wenn der Zustand der totalen Integrität in weiter Ferne liegt und für uns Menschen an der Schwelle zum dritten Jahrtausend nicht mehr zu realisieren ist, sollten unsere Anstrengungen eine Annäherung an dieses Idealbild erbringen und die pathologischen Ansichten unserer Zeit nicht weiterhin unterstützen. Der Mensch gleicht einem Puzzlespiel, das sich aus unzähligen Teilen zusammensetzt. Jeder der im folgenden angesprochenen Punkte ist ein solcher Teil, und jeder liefert seinen Beitrag zu der Ganzheit des Gesamtbildes. Sie alle sind von gleicher Bedeutung, und sie alle gilt es gleichermaßen zu berücksichtigen. Je mehr Lücken unser persönliches Puzzlespiel aufweist, um so näher stehen wir der Krankheit Krebs, um so näher stehen wir der Konzentration der Energie auf eine einzige Zelle. Mit jedem Teilstück unseres Selbstbildes, das wir wiederentdecken und in unser Wachbewußtsein reintegrieren, kommen wir der Gesundheit einen Schritt näher.
In diesem Bewußtsein sollte der folgende Text gelesen bzw. bearbeitet werden. Jeder der angesprochenen Punkte ist eine Tür zur inneren, persönlichen Wirklichkeit. Wird sie aufgestoßen, eröffnet sich eine Welt mit eigenen Gesetzen,

mit eigenen Normen und mit einer ganz persönlichen, subjektiven Atmosphäre. Niemand kann vorhersagen, wie es darin aussehen wird, und niemand kann einen Plan erstellen, wie man sich ihr am besten nähert. Das Buch bearbeiten bedeutet in diesem Fall, die innere Wirklichkeit erarbeiten und die inneren Welten durchwandern, die sich hinter der Tür offenbaren. Hineingehen, fragen, suchen und abermals fragen, fühlen, erkunden, nachdenken und spüren. Diese Welten gilt es zu entdecken, sie müssen erlebt und als wirklich existent erfahren werden. Sie sind kein Traum, kein Hirngespinst – sie sind verdrängte Realität, die uns verlorengegangen ist, unterdrücktes Leben, das der Gesundheit abhanden kam. Selbstaktiv müssen sie erschlossen und in das Wachbewußtsein integriert werden, nur dann erfüllt sich der Sinn des Buches, der Sinn der SRT. Der direkte Bezug dieser Welten zu Krebs wird im folgenden nicht mehr in jedem einzelnen Fall explizit hergestellt. Die zugrundeliegenden Prinzipien sind immer dieselben und auf jeden Teilaspekt der Ganzheit anwendbar. Solange die entsprechenden Wirklichkeiten nicht in das wachbewußte Selbstbild integriert sind, haben sie einen pathologischen Charakter und bringen den Menschen der Spitze der Krankheitspyramide eine Stufe näher. Erst wenn sich der Mensch mit ihnen identifiziert und sie als Teil seines Selbst aktiviert, verlieren sie ihren karzinogenen Charakter und wandeln sich in ihr Gegenteil – in eine gesundheitsdienliche Kraft.

Jeder Mensch wird auf Anhieb viele Punkte entdecken, in welche er ganz und gar nicht integriert ist. Auch wenn diese Erkenntnisse schmerzhaft sind oder den Leser dazu veranlassen, die grundlegenden Ansätze der SRT in Frage zu stellen, so sind sie doch der Beginn der Heilung, der Anfang der Gesundheit.

Zum Schluß dieses Kapitels möchte ich noch darauf hinweisen, daß die folgenden Ausführungen keinen Anspruch auf Vollständigkeit erheben. Sie sind lediglich eine erste Einführung in die Grundlagen der SRT, die Eckpfeiler einer neuen Sichtweise der Begriffe »Krankheit« und »Gesundheit«. Mit ihrer Hilfe soll die Ganzheit des Menschen grob angerissen und das Schlagwort »Ganzheitstherapie« neu definiert werden, um endlich der Gesundheit, dem Heil-Sein, einen wirk-lichen Schritt näherzukommen.

Die persönliche Bezugseinheit »Ich«

Die Bezugseinheit »Ich« besteht aus Körper, Geist, Seele und Bewußtsein. Das Bewußtsein ist die eigentliche Quelle des Lebens. Es ist angefüllt mit Bewußtseinsinhalten, die sich in materieller, gedanklicher und emotionaler Form manifestieren. Es setzt sich zusammen aus Wachbewußtsein, Unterbewußtsein, persönlichem, kollektivem, natürlichem und religiösem Unbewußten. Aufgrund der Polarität zwischen den Bewußtseinsinhalten und den äußeren Erscheinungen entsteht Energie – Lebensenergie. Wenn sich das Bewußtsein aus den äußeren Erscheinungen zurückzieht, fällt die Spannung in sich zusammen, und der Mensch ist tot.

Auch Körper, Geist und Seele sind aufs engste miteinander verbunden. Sie haben die gleichen Informationen gespeichert und folgen den gleichen Prinzipien. Eine Verände-

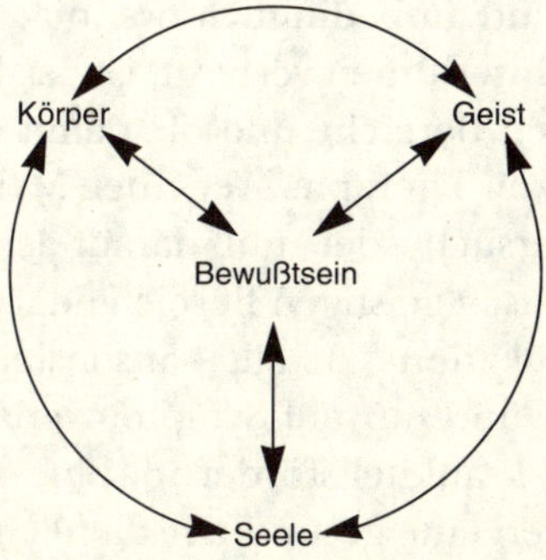

rung im Körper zieht zwangsläufig eine Veränderung in Geist und Seele nach sich. Da die Erscheinungen in Körper, Geist und Seele mit den Bewußtseinsinhalten identisch sind, bewirkt die körperliche Veränderung auch eine Bewußtseinsänderung, so daß durch sie eine Wandlung des ganzen Menschen erfolgt. Das gleiche gilt natürlich auch für eine Veränderung, die ihren Anfang im Geist oder in der Seele nahm.

Für die Heilung von Krankheiten haben sich diesbezüglich mehrere Anschauungen entwickeln können. Die Schulmediziner legen ihren Ansatzpunkt in den materiellen Bereich. Krankheiten haben ihrer Meinung nach einen körperlichen Ursprung und müssen körperlich behandelt werden. Die Vertreter der Psychologie bzw. der Psychosomatik verfechten die Ansicht, daß Krankheiten eine psychische Ursache haben können. Für sie steht die Seelentherapie, die Psychotherapie, an erster Stelle. Die dritte und vorerst letzte Variante ist die spirituelle Medizin. Sie propagiert die »Bewußtseinsveränderung« und die »Bewußtseinserweiterung« als heilversprechende Therapieansätze. Man sucht dem Bewußtsein auf den Grund zu gehen, um direkt »vor Ort« das Barometer auf »gesund« zu stellen.

Diese Ansätze sind unbedingt notwendig; die Gefahr jedoch, die sich hinter ihnen verbirgt, ist das Übersehen der nicht favorisierten Bereiche und die damit verknüpfte Gefahr der paradoxen Therapie. Wer einen Menschen körperlich zu heilen versucht, der muß darauf achten, daß seine Therapie im seelisch-geistigen Bereich oder im Bewußtsein keine Kontraindikation darstellt – ansonsten ist die Therapie unproduktiv und nur auf Symptomverlagerung ausgerichtet oder gar krankheitsfördernd. Eine Therapie sollte in allen Bereichen eine gesundheitsdienliche Wirkung haben und auch die Handlungen des Menschen nicht übersehen.

Das Ziel der SRT in der Bezugseinheit »Ich« ist es, die Gesamtheit von Körper, Geist und Seele ins Wachbewußtsein zu reintegrieren, das heißt, Stück für Stück dieser Dreieinheit langsam wieder als sich selbst zu erkennen. Die Frage, die sich zwangsläufig stellt, ist die Frage nach der Ursache: »Warum habe ich mich aus meiner Ganzheit herausgelöst? Warum möchte ich mich nur mit einem Teil meiner selbst zufriedengeben, wo mir doch eine unglaubliche Vielfalt zur Verfügung steht? Was hält mich von der Heilung ab?«

Wie im Teil I bereits festgestellt wurde, ist die grundlegende Voraussetzung für die Abspaltung die einseitige Ausdehnung des Geistes. An die Stelle des gleichwertigen Miteinanders von Körper, Geist und Seele, bei welchem jeder Bestandteil seine Bedürfnisse im Bewußtsein vorbringen und ausleben durfte, trat die Diktatur des Geistes. Dieser war es schließlich, der das Zepter in der Hand hielt und darüber entschied, welche körperlichen und seelischen Bedürfnisse ausgelebt werden durften und welche nicht. All das, was er tabuisierte und mit der Gewalt des Herrschers unterdrückte, konnte nicht ausgelebt, nicht ausgeschieden werden und war dazu bestimmt, als unnötiger Ballast herumgetragen zu werden.

Es wurde bereits erwähnt, daß Körper, Geist, Seele und Bewußtsein ein komplexes Gebilde aus intimen Verstrickungen darstellen und trotz ihrer unterschiedlichen Erscheinungsformen die gleichen Informationen beinhalten. Nicht geduldete Artikulationen, die dem trügerischen Selbstbild widersprechen, seien sie seelischer, körperlicher oder geistiger Natur, werden demnach in Körper, Geist und Seele »abgelegt« und mit wertvoller Lebensenergie (Unterdrückungsenergie) am Ausleben gehindert.

Ein Ausgangspunkt für nichtartikulierten seelischen Ballast ist beispielsweise die Phrase: »Männer weinen nicht!« Wenn einem Mann nach Weinen zumute ist, er aber statt dessen die Zähne zusammenbeißt, können sich auch emotionale und geistige Informationen im Körper niederschlagen. Eine der möglichen körperlichen Regionen ist in diesem Fall die Kaumuskulatur, die durch das Zusammenbeißen beansprucht wird und bei Daueranspannung an Verspannungen erkranken kann. So lagern sich Niedergeschlagenheit, Depression, aber auch Aggression in der Kaumuskulatur ab und geben dem Menschen ein entsprechendes Aussehen.

Die Nichtartikulation bestimmter Regungen schlägt bei vielen Menschen besonders negativ im Umgang mit dem Vorgesetzten zu Buche. Wenn er uns ungerecht behandelt, können wir ihm das vielleicht noch sagen, aber die Wut, die wir dabei empfinden, können wir ihm nicht entgegenbringen, da uns sonst nach mehrmaligen Attacken wohl die Kündigung droht. Auch hier müssen wir die Zähne zusammenbeißen oder den Kopf einziehen und die Gefühle mit uns herumtragen, die sich in der Zukunft irgendwann einmal gegen uns selbst wenden – so zum Beispiel in Form des Kummerspecks, der die wohl weithin anerkannteste Art der »Kompensation« von Unterdrückung darstellt. Wenn sie Kummer haben, versuchen viele Menschen, ihn mit Süßigkeiten oder Alkohol zu unterdrücken, damit sie sich nicht mit ihm auseinandersetzen müssen. Der Kummer wird also nicht aufgehoben, sondern aufgeschoben und kann zum ernsthaften Problem werden, sobald er sich in kumulierter Form somatisiert. Auch hier gilt wieder, daß in den körperlichen Regionen – im Speck – die Gedanken und Gefühle programmiert sind.

Die nichtgewollten Regungen können sich im ganzen Körper niederschlagen: in jedem Organ, in jedem Muskel und in jeder Zelle. Jede Emotion und jeder Gedanke korrespondiert mit einer bestimmten körperlichen Region, und jede dieser körperlichen Partien hat ihre ganz spezielle Möglichkeit, auf die emotionalen und geistigen Muster zu reagieren. Muskeln können sich verspannen oder schwinden (atrophieren), Organe können in ihrer Funktionstüchtigkeit variieren, das Blut kann eine entsprechend pathologische Zusammensetzung aufweisen, und Arterien und Venen, die Kanäle des Lebenssaftes, können sich durch Problemablagerungen verengen. Den Möglichkeiten sind keine Grenzen gesetzt.

Man kann sagen, daß der Körper die sichtbare Ausprägung der Gedanken und der Gefühle ist und diese wiederum die emotionale und die geistige Ausprägung des Körpers sind. Wir sehen im Körper die Gefühle, die Gedanken und das Bewußtsein vor uns.

Wir sind von Kopf bis Fuß mit einprogrammierten Informationen versehen, mit eingelegten, konservierten Regungen, die wir in ihrem Frischezustand nicht haben wollten und die wir bis auf den heutigen Tag partout nicht wünschen. Aber gerade die Wiederbelebung dieser unerwünschten Lebensäußerungen ist der Heilungsprozeß. Erst durch deren Reaktivierung wird uns die Möglichkeit gegeben, diesen energieraubenden Ballast auszuleben, auszuscheiden und die daraus resultierende, freiwerdende Energie wieder für »sinnvolle« Zwecke zu nutzen. Mit jedem Gefühl, das wir erneut in unser Selbstbild integrieren, mit jeder Verspannung, die wir lösen, und mit jedem Giftstoff, den wir kompensatorisch in uns hineingegessen haben, aus dem Körper herauslösen und über die Blutbahn den Ausscheidungsorganen zuführen, kommen wir der Basis der Krankheitspyramide näher.

Vor dieser Leib-Geist-Seele-Entsprechung soll nun der Krebs betrachtet werden. Im Zustand der Gesundheit fließt die Lebensenergie durch alle Bereiche des Körpers, ohne daß sie irgendwelche Regionen bevorzugt. Sie ist nahezu gleichmäßig über die Ganzheit des Körpers verteilt. Alle Organe, alle Muskeln und alle Zellen werden versorgt, so daß sie jederzeit einsatzfähig sind und ihren Aufgaben gerecht werden können. Für den seelischen Zustand bedeutet die gleichmäßige Versorgung mit Lebensenergie, daß eine Gefühlsfähigkeit für sämtliche Emotionen gegeben ist, also der Mensch auf jede äußere Situation mit einer adäquaten Emotion reagieren kann. Beim Trauerfall kann er trauern, bei einer schönen Überraschung kann er sich freuen, und über einen guten Witz kann er herzhaft lachen. Ebenso verhält es sich im intellektuellen Bereich. Das vorherrschende Merkmal ist die Flexibilität, die Fähigkeit, mit jeweils adäquaten Gedanken aufzuwarten, und die Bereitschaft, eingefahrene Überzeugungen zu hinterfragen und gegebenenfalls aufzugeben.
Der Krebs dagegen zeichnet sich dadurch aus, daß er die Vielfalt des Lebens zerstört und auf einen Punkt konzentriert. Die Energie wird nicht mehr gleichmäßig auf 100 000 Milliarden Zellen verteilt, sondern größtenteils in den Dienst einer einzigen Zelle gestellt. Während die anderen, gesunden Zellen in den Kreislauf von Werden, Vergehen und Ausgeschiedenwerden integriert sind und mit ihrem Tod dem nachkommenden Leben dienen, versucht die Krebszelle sich über den Kreislauf zu erheben und die Macht über ihn zu gewinnen. Ihr Ziel ist die Unsterblichkeit.
Aus diesem Sachverhalt lassen sich zwei mögliche Ursachen für das Krebsleiden ableiten. Die eine ist der Egoismus. Der Krebspatient hat von vornherein eine Idee als die seine

auserkoren und fortan sein Leben in den Dienst der Verwirklichung dieser Idee gestellt. Man kann hierbei von einem aktiven Krebsgeschehen sprechen, weil der Patient aktiv gegen die Alternativen gekämpft hat und aus der Vielfalt der Möglichkeiten ganz allein seiner Idee zur Macht verhelfen wollte. Diese Idee kann sowohl ein Ideal, das augenscheinlich der ganzen Menschheit dient, als auch purer Egoismus sein, der den letzten Sinn des Handelns in der Befriedigung der eigenen Bedürfnisse sieht.

Zum anderen kann die Ursache des Krebsleidens in einem Problem liegen, das der Patient nicht lösen bzw. überwinden kann, sei es der Tod eines geliebten Menschen, die Unfähigkeit zu lieben oder ein Trauma aus früher Kindheit. Ausschlaggebend für die maligne Entartung ist nicht das Problem an sich, sondern der Umgang bzw. der mangelnde Umgang mit ihm. Krebspatienten neigen dazu, Konfrontationen mit ihrer Umwelt, aber auch mit ihrer ganz speziellen Problematik aus dem Weg zu gehen. Probleme wollen aber gelöst und Emotionen wollen ausgelebt sein, und hierfür ist die Konfrontation eine notwendige Voraussetzung. Wer ein Problem unterdrückt und versucht, es zu verdrängen, der wird irgendwann einmal registrieren müssen, daß man Probleme nicht in Luft auflösen kann. Je länger etwas unterdrückt wird, um so stärker wird es, und irgendwann einmal kommt der Punkt, daß es nicht mehr kontrolliert werden kann und blindlings, ohne Rücksicht auf Verluste, nach außen drängt – ohne Richtung, ohne Sinn und Ziel, ohne Maß und Vernunft, einfach nur nach außen, um endlich einmal gehört zu werden.

Bei dieser zweiten Form des Krebsgeschehens nimmt der Krebskranke eine passive Haltung ein. Er setzt sich mit seiner grundlegenden Problematik nicht auseinander. Solange dem Wachbewußtsein noch eine Ausweichmöglichkeit bleibt, wird es diese nutzen. Jede Ablenkung ist ihm willkommen. Damit es endlich einmal im Wachbewußtsein zur Konfrontation kommt, schränkt die zugrundeliegende Problematik den bewußten Lebenshorizont des Patienten immer weiter ein und manifestiert sich in immer schwerwiegenderen Krankheiten. Die Lebenslust, die Lust auf die Vielfalt des Lebens, schwindet, und an ihre Stelle tritt das Krankheitsbewußtsein. Der Endpunkt dieser Entwicklung ist Krebs. Mit ihm setzt die »Steuerungszentrale« ein unüberhörbares Zeichen: »Entweder du löst das Problem, oder du stirbst!«

Wer seine Hoffnungen ganz und gar auf die technischen Möglichkeiten der Schulmedizin richtet, hat demnach keine Aussicht auf Erfolg. Ganz im Gegenteil. Je weiter die technische Entwicklung fortgeschritten ist und um so größer die augenscheinliche Aussicht auf Erfolg ist, desto weiter ist der Patient von seiner Problematik entfernt – was zu einem noch lauteren Hilferuf der »Steuerungszentrale« führen würde, wenn die Spitze der Pyramide noch nicht erreicht worden wäre.

Im Gegenteil zur Schulmedizin hat die holistische Medizin in puncto Heilung wirkliche Fortschritte erzielen können. Über viele Jahre wurden die Zusammenhänge zwischen Körper und Seele erforscht, wurde der Frage nachgegangen, welche körperlichen Regionen mit welchen Gefühlen korrespondieren und welche Therapieformen geeignet sind, eine zweigleisige Heilung zu ermöglichen. So entwickelte sich die in der Tabelle[45] (S. 164/165) dargestellte Gegenüberstellung. Den richtigen Umgang mit dieser Tabelle möchte ich am Beispiel des Dickdarms verdeutlichen. Die seelische Dimension, die im Fall von Dickdarmkrankheiten bis hin zu Darmkrebs mitbetroffen ist, ist das Selbstwertgefühl. Zu Beginn einer jeden Therapie steht die Bestimmung des Krebsgeschehens. Handelt es sich um einen aktiven oder um einen passiven Krebsverlauf? Ein passiver Krebsverlauf liegt vor, wenn der Patient einen inneren Konflikt hat, der ihn daran hindert, einen Selbstwert aufzubauen. Der aktive Darmkrebspatient dagegen zeichnet sich durch ein übersteigertes Selbstwertgefühl oder durch ein übersteigertes Selbstwertbedürfnis aus, das es ihm unmöglich macht, auf andere Menschen und ihre Vorstellungen einzugehen und in gebührendem Maße wertzuschätzen.

Betrachten wir zunächst das passive Krebsgeschehen. Der Kranke ist dadurch charakterisiert, daß in seinem Unbewußten, vielleicht sogar in seinem Wachbewußtsein, der Gedanke und das Gefühl vorherrschen, der Gaben des Lebens nicht würdig zu sein. Anstatt sich zu freuen und Glück zu empfinden, laden sich diese Menschen ein schlechtes Gewissen auf – ein Schuldbewußtsein, die Freuden des Lebens empfangen zu haben. Die positiven Emotionen werden nicht ausgelebt und in ihr Gegenteil verwandelt, die Polarität wird auf den Punkt gebracht und aufgehoben und vergeht in der Depression, in der Unsicherheit, in der persönlichen Wertlosigkeit. Das Hauptproblem bei der Heilung dieser Menschen liegt in der Tatsache, daß sie sich selbst nicht für wert befinden, geheilt zu werden. »Ich bin es nicht wert, gesund und glücklich zu sein – ich bin schuldig und gehe meiner gerechten Strafe entgegen!«

Welchen Sinn kann es haben, einen solchen Menschen nur zu operieren oder einer radiologischen Bestrahlung zu unterziehen? Der allererste Schritt, der erfolgen muß, ist die Aufklärung des Patienten über seinen seelischen Zustand. Oftmals setzt die Gewöhnung an pathologische Zustände so schnell ein, daß der Patient gar nicht mehr erkennt, daß es einen anderen Zustand als den der Schuldbeladenheit geben kann. Man muß es ihm zeigen, daß er

<table>
<tr><td>Toleranz</td><td rowspan="2">LUNGE</td></tr>
<tr><td>Intoleranz</td></tr>
<tr><td>Glücklichsein</td><td rowspan="2">LEBER</td></tr>
<tr><td>Unglücklichsein</td></tr>
<tr><td>Liebe</td><td rowspan="2">GALLENBLASE</td></tr>
<tr><td>Wut, Jähzorn</td></tr>
<tr><td>Vertrauen
in die Zukunft</td><td rowspan="2">MILZ – PANKREAS</td></tr>
<tr><td>Angst
vor der Zukunft</td></tr>
<tr><td>Sexuelle
Sicherheit</td><td rowspan="2">NIERE</td></tr>
<tr><td>Sexuelle
Unschlüssigkeit</td></tr>
<tr><td>Selbstwert</td><td rowspan="2">DICKDARM</td></tr>
<tr><td>Schuld</td></tr>
</table>

KREISLAUF – SEXUS	Loslassen der Vergangenheit, Großzügigkeit, Entspannung
	Eifersucht, sexuelle Spannung, Bedauern, Reue
HERZ	Liebe, Vergebung
	Zorn, Ärger
MAGEN	Zufriedenheit
	Enttäuschung, Ekel, Gier
SCHILDDRÜSE	Leichtigkeit, Beschwingtheit
	Schwere Depression
DÜNNDARM	Freude
	Kummer, Leid, Traurigkeit
BLASE	Frieden, Harmonie
	Ruhelosigkeit, Ungeduld

genausoviel wert ist wie jeder andere Mensch auf der Welt und daß er genauso ein Recht auf ein gesundes Leben hat wie jedes andere Lebewesen auch – man muß es ihn spüren lassen.
Die nächste Aufgabe, die sich stellt, ist die Suche nach der Ursache des mangelnden Selbstwertgefühls. Wo ist das Selbstwertgefühl geblieben, in was hat es sich verwandelt, und wie hat es sich im Körper, in der Seele und im Geist niedergeschlagen?
Sehr oft läßt sich die Problematik bis in die frühe Kindheit zurückverfolgen, wobei sich zumeist ein Konflikt mit Vater oder Mutter dahinter verbirgt. Nach dem Schneeballprinzip ist dieser Urkonflikt durch das ganze Leben gerollt und immer größer geworden. Jedesmal wenn er wieder zum Vorschein kam und sich in der Außenwelt manifestierte, hatte er den gleichen Charakter – gleich, ob er sich in einem Menschen widerspiegelte, in einem Autounfall, in einer Liebesbeziehung oder in einem Urlaubsverlauf. Immer wieder subjektivierte er die objektiven Strukturen, immer wieder versah er die Umwelt mit persönlichen Vorzeichen – mit den Vorzeichen des unbewältigten Konflikts, mit der persönlich empfundenen Schuld.
Dasselbe gilt für den aktiven Verlauf des Krebsgeschehens. Auch ihm liegt ein Urkonflikt zugrunde, der unbewältigt blieb, nicht ausgeschieden wurde und sich später wie ein roter Faden durch das Leben zog. Auch er geht einher mit einem Verlust der Werte, mit einem Verlust der natürlichen Ordnung. Im Gegensatz zum passiven Verlauf jedoch ist der aktive durch aktiven Verzicht auf die Ganzheit zugunsten eines Teilaspektes gekennzeichnet. Der Patient nimmt sich selbst als Maß aller Dinge – seine Bedürfnisse, seine Wünsche, seine Ideale, seine Gedanken sind das einzige, was bestehen darf. Der Rest ist es nicht wert, gehört oder gelebt

zu werden. Der Verlust der Wertschätzung bezieht sich bei dem aktiven Patienten auf seine Mitmenschen und seine Umwelt, wobei ein zugrundeliegender Selbstwertverlust nicht ausgeschlossen werden kann.
Die Fragen, die den Patienten mit seinem Urkonflikt in Verbindung bringen, könnten folgendermaßen lauten: »Welcher Urkonflikt liegt meinem Leiden zugrunde? Warum bin ich nicht mit dem natürlichen Maß an Selbstwert zufrieden? Wo ist mein Gefühl der Schuld geblieben? Welchen Bezug habe ich zu Werten wie Ehre, Ansehen, Würde und Wohlstand?«
In diesem Stadium der SRT sollen noch keine Probleme entdeckt und in Angriff genommen werden. Der Patient soll sich lediglich orientieren und in etwa den seelischen Bereich erkennen, der mit seinem Leiden korrespondiert. Hierfür kann die Tabelle der Entsprechungen wertvolle Informationen liefern. Wenngleich sie auf langjährigen Forschungsarbeiten beruht und für die Mehrzahl der Menschen zutrifft, so bedeutet dies nicht, daß sie als gegebene Tatsache akzeptiert werden muß. Wie der Name schon sagt, ist die SRT eine selbstaktive Therapie. Der Patient muß sich selbst von der Richtigkeit überzeugen. Er muß spüren, daß die Informationen der Tabelle den Weg in die richtige Richtung gewiesen haben und er sich damit identifizieren kann.

Der Geist

Der Geist bildet mit dem Körper und der Seele eine Dreieinheit, die sich im Bewußtsein widerspiegelt und aufgrund dieser Polarität zum Leben erweckt wird. Im Zustand der Gesundheit befindet sich die Dreieinheit in Harmonie, so daß alle drei Bestandteile ihre Bedürfnisse im Bewußtsein vorbringen und ausleben dürfen. Im Lauf der Evolution löste sich die Gleichwertigkeit auf, und die Machtverhältnisse verlagerten sich »zugunsten« des Geistes. Mit dem Höhenflug des Geistes kam es zum lebensverneinenden Egoismus, zur Erstarrung der Polarität und letztendlich zur Manifestation von Krankheiten, die auf eine mangelnde Artikulation der Seele und des Körpers zurückzuführen sind.

Die Aufgabe, die sich dem Heilsuchenden auf dieser Stufe der SRT stellt, ist die Reintegration des Geistes in den Willen der Natur. Dies bedeutet, daß die Vormachtstellung des Geistes aufgehoben und er zurückgestuft werden muß. Der Patient muß seinen Egoismus überwinden und lernen zu dienen. Die Kunst des Dienens besteht darin, die innere Haltung des Dienens zu erlangen. Dienen ist kein Akt entwürdigender Unterwerfung. Dienen ist das Aufgehen in einer übergeordneten Bezugseinheit, ist die Anerkennung der eigenen Aufgabe für die überpersönliche Dimension. Dienen eröffnet uns den natürlichen Wert unserer eigenen Person, den Sinn unseres Lebens, den wir mit unseren körperlichen, geistigen und seelischen Regungen zu erfüllen haben. Es schenkt uns eine Aufgabe und mit dieser die Möglichkeit der selbstaktiven Reintegration in die übergeordneten Bezugseinheiten.

Dienen ist jedoch nicht gleich Dienen. Es muß mit den Gesetzen der Natur einhergehen, mit den Gesetzen der Harmonie und den Gesetzen der Selbständigkeit. Eine Handlung, die gegen die übergeordneten Bezugseinheiten ausgeführt wird, ist auch durch die innere Haltung des Dienens nicht zu kompensieren. Ein Diener darf sich nicht hinter seinem Herrn verstecken. Er ist selbst verantwortlich für jede Tat und darum aufgefordert, seine Handlungen in den Dienst der übergeordneten Bezugseinheiten zu stellen.

Der erste Schritt der Heilung ist das Wiedererlernen des Dienens!

Wer sich bisher noch nicht überzeugen lassen konnte, die geistige Dominanz als realistisch zu akzeptieren, der ist einmal aufgefordert, die Probe aufs Exempel zu machen. Lehnen Sie sich gemütlich zurück, schließen Sie die Augen, und versuchen Sie, nur zwei Minuten lang nichts zu denken. Geben Sie sich selbst den Befehl dazu, und überprüfen Sie, ob sich Ihr Geist an den Befehl hält und schweigt. Spätestens nach dieser Übung wird jeder davon überzeugt sein, daß er nicht Herr im Haus ist und »unter dem Pantoffel« des überrepräsentierten Geistes steht.
Von dieser Übung läßt sich eine zweite Technik ableiten, die uns bei der Reintegration des Geistes behilflich ist – die Konzentration. Sie ist der Versuch, sich auf etwas zu konzentrieren, ohne dabei zu denken. Auf was man sich konzentriert, spielt keine Rolle. Jeder kann sich selbst einen Gegenstand heraussuchen, von dem er meint, daß er eine gute Wirkung auf ihn hat. Viel wichtiger ist, daß der Geist zur Ruhe kommt und sich die Harmonie der Dreieinheit zu formen beginnt – die Grundlage für die Artikulation nicht ausgelebter Regungen.
Auf dem Gesundheitsmarkt werden mittlerweile viele Konzentrations- und Meditationstechniken angeboten. Geben Sie sich nicht die Mühe, all diese Methoden kennenzulernen – das würde den Geist nur noch mehr aufblähen und somit dem Sinn der Konzentration und dem Sinn der SRT widersprechen. Lernen Sie nicht so viele Fakten über die Konzentration – lernen Sie, sich zu konzentrieren. Neh-

men Sie eine bequeme Haltung ein (Sie können auch laufen dabei), und versuchen Sie, Ihren Geist auf eine einzige Sache zu konzentrieren. Je länger Sie sich konzentrieren können, um so tiefer gelangen Sie in den Zustand der inneren Harmonie.

Das Ziel dieser Bemühungen liegt auf der Hand. Der Geist unterdrückt seelische Regungen, die sich anstatt in der Umwelt im Körper niederschlagen und dort unter anderem in Form von Verspannungen manifestieren. Durch die Verminderung der geistigen Unterdrückungsenergie erhalten die ehemals unterdrückten Regungen die Möglichkeit, sich im Bewußtsein zu artikulieren und sich so aus dem Körper herauszulösen. Es sollte den Übenden also nicht verwirren, wenn er bei der Konzentration mit Situationen und Gefühlen konfrontiert wird, die schon Jahre zurückliegen; sie sind ihm ein Zeichen des Fortschritts auf dem Weg der SRT.

Der Körper

Es darf nicht der falsche Eindruck entstehen, daß die Reintegration des Körpers erst nach der Reintegration des Geistes erfolgen kann. Sobald sich ein Mensch im Raum orientiert hat und den ersten Schritt in Richtung Gesundheit geht, gehen sowohl sein Geist, sein Körper und seine Seele als auch sein soziologisches, sein natürliches und sein religiöses Unbewußtes mit ihm in dieselbe Richtung und verändern sich parallel zueinander im Sinne der Gesundheit. Wenn ich die Ganzheit in Fragmente unterteile und die Reintegration des Körpers nach der Reintegration des Geistes bespreche und erst im Anschluß an diese beiden die Reintegration der Seele, so liegt dieser Reihenfolge keine Hierarchie zugrunde. Alle Vorgänge geschehen gleichzeitig und sind gleichwertig.

Der Körper ist dann in seiner Ganzheit integriert, wenn all seine Bestandteile mit der entsprechenden Lebensenergie versorgt werden, das heißt, wenn die Lebensenergie ungehindert durch den Körper hindurchfließen kann, um zur rechten Zeit am rechten Ort zu sein. Wird sie dagegen blockiert und angestaut oder immer wieder auf bestimmte Körper konzentriert, gerät der Körper aus dem Gleichgewicht und wird krank.
Eine extreme Form eines pathologischen Geschehens aufgrund der energetischen Konzentration ist der Schusterdaumenkrebs. Durch viele Berufsjahre hindurch wird der Daumen des Schusters immer wieder auf die gleiche Art und Weise beansprucht und gewinnt so im Lauf der Zeit eine Sonderstellung. Der energetische Umsatz verteilt sich nicht gleichmäßig über den ganzen Körper, sondern konzentriert sich überproportional auf den Daumen. Schließlich erlahmt die Kompensationsfähigkeit des Körpers, und die überschüssige Energie somatisiert sich in Schusterdaumenkrebs. Weitere Beispiele für die Auflösung der körperlichen Polarität sind nahezu alle westlichen Hochleistungssportarten. Ihr Ziel ist der Sieg, und um diesen zu erringen, werden die Stärken des Körpers noch weiter trainiert. Ein Paradebeispiel ist Tennis, das sich immer größerer Beliebtheit erfreut. Was beim Tennis hauptsächlich trainiert wird, ist der Tennisarm, der den Großteil des Geschehens entscheidet. Die Lebensenergie wird bei Rechtshändern hauptsächlich in den rechten Arm geschickt, um diesen noch besser und für den Gegner noch gefährlicher zu machen. Die linke Körperseite wird darüber vergessen, erschlafft und erlahmt und wird aus dem Wachbewußtsein verdrängt. Die Folgen dieses Tuns sind erschreckend. Nach zehn bis zwanzig Jahren ist der Tennisspieler ein körperliches Wrack und nahezu reif für den vorzeitigen Ruhestand.

Die Wirbelsäule ist schief, einseitig abgenutzt und ständiger Anlaß für den Besuch beim Arzt. Die Kosten, die die Folgen dieses Sports verursachen, gehen in die Milliarden.
Für die Beurteilung der reintegrativen Leistungsfähigkeit einer Sportart stehen uns die drei Dimensionen des Raums zur Verfügung. Ihnen gemäß sollte eine Sportart, um die Ansprüche der Gesundheit zu erfüllen, die Polaritäten oben/unten, vorne/hinten und links/rechts aktivieren und reintegrieren. Sie soll also den Oberkörper genauso trainieren wie den Unterkörper, die Bauchseite genauso wie die Rückseite und linke Körperhälfte genauso wie die rechte. Erst durch solch ein Training kann der Körper zu seiner natürlichen Harmonie, zu seiner natürlichen Ästhetik zurückfinden und die Grundlage für ein gesundes Wohlbefinden bilden.
Neben Turnen, Ringen, Schwimmen, Gehen und dem Zehnkampf, die wohl unter den westlichen Sportarten den integrativsten Charakter haben, finden wir kaum eine Sportart, die nicht bestimmte Körperteile oder zumindest eine Körperseite in den Vordergrund stellt. Fußballer haben ihr Schußbein, Handballer ihren Wurfarm und Radrennfahrer ihre Radlerwaden. Hockey, Darts, Jogging, Rudern, Skifahren, Billard, Reiten, Tischtennis – sie alle sind darauf ausgerichtet, die Polarität des Körpers zu unterwandern und zugunsten des Sieges aufzulösen.
Aber nicht nur der Sport provoziert eine einseitige körperliche Beanspruchung. Jeder von uns hat seine Schokoladenseite, die das Leben meistert, und seine Schattenseite, die nur in Anspruch genommen wird, um die andere zu unterstützen. Egal, ob wir schreiben, essen, Telefonnummern wählen oder einen Nagel in die Wand schlagen, immer ist die eine Seite die bevorzugte und die andere die vernachlässigte, die immer mehr ins Hintertreffen gerät.

Betrachten wir uns die anatomischen und physiologischen Konsequenzen dieser einseitigen Überbetonung am Beispiel der Wirbelsäule. Links und rechts der Wirbelsäule befinden sich Muskeln, welche die Wirbelsäule, je nachdem, zur linken bzw. zur rechten Seite beugen. Sie werden Gegenspieler genannt, weil sie für entgegengesetzte Bewegungsabläufe zuständig sind. Zieht sich der eine dieser Gegenspieler zusammen und beugt die Wirbelsäule auf die linke Seite, ist es die Aufgabe des anderen, diese Bewegung rückgängig zu machen und die Wirbelsäule wieder in die Senkrechte zu bringen. Ist einer der beiden Muskeln zu schwach, um die Aktivität des anderen zu kompensieren, kommt es zwangsläufig zu einer Schiefstellung der Wirbelsäule und zu einer Daueranspannung, also zu einer Verspannung des stärkeren Muskels, weil dieser durch den schwachen nicht mehr aus seiner Anspannung »herausgezogen« werden kann. Der einzig sinnvolle Ausweg aus dieser Misere ist die Stärkung, also die Reintegration des schwachen Muskels und der Wiederaufbau der Polarität der beiden Gegenspieler. Alles andere ist vergebliche Liebesmüh und, wenn überhaupt, nur für den Moment wirksam.

Als Sinnbild kann hierfür die Waage dienen. Nur wenn in beiden Waagschalen die gleiche Masse liegt, halten sie sich das Gleichgewicht – ansonsten geht die schwere nach unten und bleibt dort so lange, bis die andere genauso schwer ist.

Nicht nur die Muskeln der Wirbelsäule sind Gegenspieler. Jeder Muskel hat einen Gegenspieler, mit welchem er eine Polarität bildet. Wäre dem nicht so, würde sich der Muskel ein einziges Mal kontrahieren und in dieser angespannten Stellung verharren. Solche sich ergänzenden Muskelpaare sind zum Beispiel die Bauch- und die Rückenmuskeln, die Nacken- und die Halsmuskeln, und der Bizeps und der Trizeps des Oberarms.

Die Verspannungen haben für den Haushalt der Lebensenergie eine enorme Auswirkung. Ist ein Muskel entspannt, kann die Energie ungehindert durch ihn hindurchfließen, um einen anderen Körperteil zu erreichen, der im Moment Energie verbraucht. Der Muskel, der Energie benötigt, spannt sich an, verringert dadurch das Volumen des Kanals, durch welchen die Energie fließt, so daß sich diese anstaut, und verbraucht die angestaute Energie. Im Anschluß an seine Aktivität entspannt sich der Muskel, und die Energie kann wieder ungehindert durch ihn hindurchfließen. Im Fall der Verspannung bleibt die Entspannung aus – die Energie staut sich, kann nicht mehr abfließen, und es kommt zum Schmerz. Jeder Schmerz ist ein Hinweis auf gestaute Energie.

Um die Verspannung aufzulösen, muß der Mensch wieder in die Polarität von Anspannung und Entspannung zurückfinden. Dasjenige, was er unterbewertet hat, muß er in Zukunft so lange überbewerten, bis ein Gleichgewicht hergestellt und die Polarität wiederaufgebaut ist. Für den Tennisspieler würde dies beispielsweise bedeuten, daß er so lange seinen Nicht-Tennisarm trainieren und stärken muß, bis er ebenso stark ist wie der andere und die Wirbelsäule auf beiden Seiten gleichmäßig stark belastet wird.

Neben den Verspannungen gibt es auch noch andere Situationen, die den Fluß der Lebensenergie blockieren. Denken wir nur an die Gift- und Schlackenstoffe, die sich über den ganzen Körper verteilt unter anderem im Fettgewebe, an Sehnenansatzstellen und in Gelenken abgelagert haben. Sie binden wertvolle Lebensenergie, die an anderer Stelle für wichtige Reparaturarbeiten gebraucht werden könnte. Auch durch sie wird eine energetische Disharmonie provoziert, genauso wie durch körperliche Erkrankungen, die alle auf der Unausgeglichenheit der Lebensenergie basieren. Die Aufgabe, die uns die SRT an dieser Stelle gibt, ist die Wiederentdeckung nicht beanspruchter Körperregionen und die Wiederbelebung des energetischen Gleichgewichts.

»Ich spüre, ich erlebe, ich empfinde, und ich beanspruche meinen ganzen Körper!«
(Ohne dabei zu denken,
denn wo Gedanken sind, da
sind kaum noch Empfindungen.)

Die Seele

Der Geist und die Seele spiegeln sich im Körper wider. Die übergeordnete Zentrale hierbei ist das Gehirn. Dieses ist unterteilt in eine linke und eine rechte Hemisphäre. Die linke Hemisphäre ist zuständig für die rechte Körperseite. Darüber hinaus ist die linke Gehirnhälfte eng verknüpft mit dem Geist. Ihr Aufgabenbereich umfaßt das logisch-rationale Denken, die Mathematik und das Analysieren, also das Aufspalten einer Ganzheit und das Untersuchen der Teilaspekte. Im Gegensatz hierzu ist die rechte Gehirnhälfte für Intuition, Phantasie, Empfindungsfähigkeit und Ganzheitserfassung zuständig, also in enger Verbindung mit der Seele.

Durch die Beanspruchung der rechten Körperseite aktivieren wir die linke Gehirnhälfte und mit dieser unseren Geist bzw. unser logisch-rationales Denken. Parallel hierzu aktivieren wir unsere Seele, indem wir unsere linke Körperseite trainieren. Um ein Gleichgewicht zwischen Geist und Seele herzustellen, müßten wir die linke Körperhälfte ebenso stark in unser Leben integrieren wie unsere rechte. Nach den Ausführungen über die westlichen Sportarten jedoch wissen wir, daß unser Streben leider in eine ganz andere Richtung geht und die linke Körperseite mehr oder weniger aus dem Wachbewußtsein verdrängt wird.

Auf dieser Stufe der SRT soll es uns bewußt werden, daß auch seelische Regungen immer in einer Polarität stehen und nur im Rahmen dieser Polarität ihren Sinn erfüllen können. Genauso wie ein Muskel, um nicht zu verkrampfen, seinen Gegenspieler benötigt, der ihn aus der »Anspannung« in die »Entspannung« herauszieht, ist eine Emotion, um nicht lebensfeindlich zu wirken, auf ihre Gegenemotion angewiesen und nur gemeinsam mit dieser lebensfähig. Eines dieser Gegensatzpaare ist Trauer und Freude. Wer nur noch trauert und keine Freude kennt, der ist dem inneren Zerfall preisgegeben – dem Tod auf Raten. Wer dagegen meint, er müsse sich nur noch freuen und jeder Trauer aus dem Weg gehen, der verliert sich in der Monotonie – in der freudlosen Oberflächlichkeit. Die Fähigkeit zur Freude bedarf der Fähigkeit zur Trauer, und nur wer zur rechten Zeit trauern kann, der ist auch in der Lage, sich zur rechten Zeit zu freuen.

Das Christentum hat sich mit der Polarität des Lebens nicht abfinden können. Die Polarität von »Gut« und »Böse« wurde transzendiert und mit den Begriffen »Gott« und »Teufel« auf eine metaphysische Ebene gestellt. Der Christ hat Gott zu dienen und den Teufel zu bekämpfen. Er soll sein Leben dem Geist(lichen) widmen und der Seele und dem Körper abschwören. Gefühle, die ein Christ nicht haben sollte, sind zum Beispiel Haß, Wut, Aggression, Ekel und

Eifersucht. Er soll sie überwinden und das Diesseits dem Jenseits opfern, das Leben dem Tod.

Ebenso wie ein ganzer Kulturkreis bestimmte Emotionen tabuisiert, gibt es auch für jeden einzelnen gewisse Gefühle, mit welchen er nicht umzugehen weiß und die er deshalb nicht in sein Selbstbild integriert hat. Oftmals schämen wir uns einer Regung wie Schwäche, Scham, Eifersucht oder Neid. Oder wir versuchen Glücklichsein, Frohsinn, Bescheidenheit und Demut vor anderen Menschen zu verbergen, ganz zu schweigen von Wut, Zorn, Aggression und Haß. Jeder hat sein eigenes Muster, seine eigenen Leerstellen im Wachbewußtsein, die er gerne mit Wunschbildern ausfüllt oder als blinden Fleck im Raum akzeptiert – und ebendie gilt es im Dienst der Gesundheit mit entsprechenden Emotionen auszufüllen.

Die Fragestellung könnte wie folgt lauten:

»Welche Gefühle traue ich mich nicht auszuleben?
Welche Gefühle sind schlecht, unanständig und meiner unwürdig?
Warum lebe ich diese Gefühle nicht aus?
Wer hat sie mir verboten?«

Wir müssen nicht wirklich trauern und fröhlich sein, lieben und hassen, wütend und friedlich sein, um die Gesundheit zu erlangen, aber wir sollten die Fähigkeit haben, all diese Emotionen zu artikulieren und als naturgegeben zu akzeptieren. Wir sollten lernen, zu weinen, zu lachen, zu singen,

zu schreien und zu stöhnen. Nur so kann die Seele adäquat am täglichen Leben partizipieren und ihren Beitrag zu einem zufriedenen Leben leisten.
Die Techniken zur Reintegration der Seele zielen, ebenso wie die Techniken zur Reintegration der Empfindungsfähigkeit des Körpers, auf das Ausschalten des dominanten Geistes. Leistungsbezogenheit, Zielorientierung und Anspruch auf widernatürlichen Perfektionismus sind Attribute des Geistes und demnach zu vermeiden. Die Übungen haben den Charakter des freien Assoziierens, des »Sichgehenlassens«. Mit ihrer Hilfe soll die innere Wahrheit, die eigene Persönlichkeit zum Ausdruck kommen. Sie soll die Möglichkeit erhalten, sich zu artikulieren und sich in Form von Bildern, Worten, Gedanken und Bewegungen zu manifestieren, um sich somit in das Wachbewußtsein zu reintegrieren. Wir brauchen uns ihrer nicht zu schämen. Wir können stolz auf sie sein, stolz auf uns selbst. Wir leben einen Teil der Vielfalt der Natur, einen Teil des Lebens. Mit unserer Hilfe artikuliert sich Gott in Bildern, Lauten und Gesängen – durch uns erwacht er zum Leben. Seiner brauchen wir uns nicht zu schämen, wir sollten dankbar sein, ihn empfangen zu dürfen. Tanzen, hüpfen, malen, singen, stöhnen, schreien, weinen, lachen wir uns also gesund.

Die soziologische Bezugseinheit »Wir«

Die Reintegration des Körpers geht einher mit der Reintegration der drei Dimensionen des Raumes. Die drei entsprechenden Polaritäten wurden im Bewußtsein aktiviert und somit zumindest ansatzweise reintegriert. Die vierte Dimension, die Zeit, soll nun mit in das Therapiekonzept aufgenommen werden und im Dienste der Gesundheit ihre Verwendung finden.

Vorerst noch eine Anmerkung zu der Bezeichnung »vierte Dimension«: Diese impliziert, daß die Zeit eine eigenständige, von den drei Dimensionen des Raumes losgelöste Größe ist und ohne sie existieren kann. Zeit jedoch ist ohne Raum nicht denkbar und Raum nicht ohne Zeit. Sie bedingen sich gegenseitig und beschreiben mit unterschiedlichen Einheiten denselben Sachverhalt.

Die »nullte« Dimension ist ein Punkt, der weder eine räumliche noch eine zeitliche Ausdehnung hat. Eine eindimensionale Ausdehnung beschreibt eine Strecke zwischen zwei Punkten. Parallel zu dieser Strecke verläuft die Zeit, die man benötigt, um von einem Punkt der Strecke zu einem anderen zu gelangen. Um die Punkte zu verbinden, bedarf es der Zeit, und erst durch diese wird die Strecke ins Leben gerufen, also erlebt. Ebenso verhält es sich mit dem Erleben einer zweidimensionalen Fläche oder eines dreidimensionalen Raumes. Es ist zeitabhängig, weil die räumliche Ausdehnung parallel zur zeitlichen verläuft, was jedoch nicht bedeutet, daß sich die verschiedenen Ecken des Raumes bzw. der Fläche in verschiedenen Zeiten befinden. Subjektiv erleben wir den einen räumlichen Zustand später bzw. früher als den anderen – objektiv jedoch existieren sie zur gleichen Zeit.

Dieser Umstand wird häufig mit der Metapher des Buches umschrieben. Wenn wir ein Buch lesen, lesen wir die einzelnen Seiten zu unterschiedlichen Zeiten. Wenn wir die letzte Seite gelesen haben, ist der Held gestorben und für uns die Geschichte zu Ende. Das Buch ist aber in Wirklichkeit nicht zu Ende. Zu jeder Zeit steht es einem anderen Leser zur Verfügung, und immer wieder kann der Held erneut geboren werden. In Wirklichkeit ist das Buch immer in seiner Ganzheit im Hier und Jetzt – immer mit einem gerade geborenen, einem gerade handelnden und einem gerade gestorbenen Helden. Nur unsere Unfähigkeit, die Ganzheit des Buches im Hier und Jetzt zu erfahren, zwingt uns dazu, das Buch zeitlich auszudehnen und in verschiedene Bausteine der Wirklichkeit zu zerlegen.

Um das Buch als Ganzes zu erkennen und als Ganzes zu verstehen, dürfen wir uns nicht auf die wenigen Seiten beschränken, die wir momentan lesen. Wir müssen die einzelnen Bausteine am Schluß des Buches zusammensetzen und als Einheit reflektieren. Nur so können wir uns der Wirklichkeit des Buches annähern und uns mit einem anderen Menschen in gegenseitigem Verständnis darüber auseinandersetzen.

> »Auf dem Weg zur Ganzheit muß ich die zeitlich verschobenen Aspekte zusammenfügen.«

Für die persönliche Bezugseinheit »Ich«, bei deren Besprechung der zeitliche Aspekt übergangen wurde, bedeutet dies, daß die persönliche Vergangenheit und die persönliche Zukunft in der Gegenwart enthalten sind und gemeinsam den Menschen bilden. In jedem Menschen schlummert das Kind, das er einmal war, und der zukünftige Mensch, der er einmal sein wird. Er ist nicht definiert als Kind, Jugendlicher, Erwachsener oder Greis. Zu jeder Zeit ist er die Summe aller Informationen von der Geburt bis zum Tod – genauso wie das Buch. Zu jeder Zeit ist der Mensch ganz, und sobald er diese Ganzheit erfährt, er also in der Lage ist, seinen momentanen Bewußtseinsstand zu transzendieren und um die Informationen der zeitlichen Aspekte zu erweitern, hat er die psychologische Gesundheit erreicht.

Im Rahmen der westlichen Psychologie wurde diese Notwendigkeit erkannt und mit Hilfe verschiedener Psychotherapien versucht zu verwirklichen. Das Schlagwort, das sich hieraus ableitete, ist das »Trauma«, das den Erwachsenen dazu zwingt, sich bestimmter Zeiten seiner Kindheit bzw. seiner Jugend zu entledigen und aus seinem Selbstbild zu verbannen. Erst dadurch, daß diese verdrängten Zeiten wieder ins Bewußtsein gerufen, verarbeitet und in das Selbstbild integriert werden, hat er Aussicht auf Gesundheit.

Die Integration der Zukunft ist unter anderem die Integration des Todes. Aus Angst vor dem Tod laufen viele Menschen vor dem Leben davon. Aus Angst vor der Einsicht in die persönliche Endlichkeit, in die persönliche Machtlosigkeit, bauen sie einen Schutzwall um sich herum, um nicht entlarvt und in die Natur des Vergehens integriert zu werden. Dadurch aber lösen sie die Polarität von Leben und Tod, von Werden und Vergehen auf und beschneiden das Leben.

»Den Tod in das Leben zu integrieren bedeutet, das Leben zu finden.«

Für die Schulmedizin besteht die soziologische Wirklichkeit hauptsächlich aus der Gegenwart, das heißt, aus der Beziehung des Menschen zu seinem gegenwärtigen sozialen Umfeld. Demnach ist das Sozialverhalten eines Menschen dann gesund, wenn er sich in seine Familie, seinen Freundeskreis und in die Gesellschaft zu integrieren vermag. Therapeutische Ansätze, die sich aus diesem Denken entwickelt haben, sind die Familientherapie und die Integration psychisch Kranker, Drogenabhängiger, Alkoholiker und Behinderter in die Gesellschaft. Gelingt die Therapie, so daß sich der Patient wieder in der Gesellschaft zurechtfinden kann, gilt er als geheilt. Menschen, die nicht in ihre soziologische Wirklichkeit integriert sind, werden als psychisch krank bezeichnet.

In der SRT wird die Gegenwart um die zeitlichen Aspekte Vergangenheit und Zukunft erweitert. Demnach kann sich eine Heilung nicht nur auf die gegenwärtige soziologische Wirklichkeit beziehen, sondern muß darüber hinaus die Reintegration des Menschen in seine historische und seine zukünftige Gesellschaft bewirken. Wer in die historische und in die zukünftige Dimension seiner Gesellschaft nicht integriert ist, der ist krank und bedarf einer soziologischen Therapie.

Die soziologische Wirklichkeit der Gegenwart besteht aus unserer Zugehörigkeit zur Familie, Dorf- bzw. Stadtgemeinschaft, zum Landkreis bzw. zur Region, zum Volk und zur ganzen Menschheit. Eine vollständige Integration bedingt eine körperliche, eine seelische und eine geistige Integration in die jeweilige Untereinheit. Anhand der bäuerlichen Großfamilie vergangener Jahrhunderte läßt sie sich deutlich aufzeigen. Die Familienmitglieder arbeiteten gemeinsam an einem Projekt – an ihrem Hof. Wenn dieser florierte und eine gute Ernte erwirtschaftet wurde, waren alle Familienmitglieder an dem Gewinn beteiligt. Sie konnten mehr essen und bessere Kleidung tragen. Der Hof war ihre Lebensgrundlage. An ihn waren die Emotionen und die Gedanken zu einem beträchtlichen Teil gebunden. Auch wenn es Streitereien gab, Generationskonflikte und Meinungsverschiedenheiten, so gab es für die Mitglieder doch eine übergeordnete Aufgabe, einen übergeordneten Sinn, dem sie sich widmen und dem sie ihr Leben verdanken konnten. Körperliche Integration bedeutete körperliche Zuwendung, von Streicheleinheiten und Ohrfeigen bis hin zu körperlicher Reinigung und Krankenpflege. Die Familie war eine Welt für sich, mit eigener Dynamik, mit eigenen Gesetzen und Normen, mit einer eigenen Atmosphäre.

Auch heute, wo es kaum noch Großfamilien gibt und die Familie auszusterben droht, ist die soziologische Notwendigkeit des Menschen noch genauso groß wie damals. Die soziologischen Bedürfnisse der Natur lassen sich nicht einfach verändern. Sie verlangen nach Befriedigung, nach Integration in das Alltagsleben. Wer die Familie übergeht, der übergeht sich selbst.

»Ich diene meiner Familie.«

Eine größere soziologische Dimension ist die Dorf- bzw. die Stadtgemeinschaft. Auch für sie kann eine geistige, eine seelische und eine körperliche bzw. materielle Integration entdeckt werden. Jede Stadt hatte ihr eigenes Wappen, ihre eigenen Spezialitäten und mitunter sogar ihre eigene Tracht. Ein Bewohner Freiburgs war auf den ersten Blick von einem Hamburger oder einem Dresdner zu unterscheiden. Und ebenso wie die Bürger optisch ihre Stadt repräsentieren, so identifizieren sie sich auch geistig und emotional mit ihr.

»Bin ich in meine Gemeinde integriert?«
»Was zeichnet mich als Mitglied dieser Gemeinde aus?«

Bei der Beschäftigung mit der soziologischen Gesundheit stößt man heutzutage leider immer wieder auf die Unterwanderung derselben. Die Familie ist altmodisch geworden, die Großfamilie gar indiskutabel, die Sippe ist verteilt über das ganze Land, die Dörfer bestehen überwiegend aus Zugezogenen, und die Sportmannschaften sind durchwachsen mit zugekauften Spielern aus fremden Regionen oder gar fremden Ländern. Dem Gewinn, dem Geld und dem Luxus hat man sich verschrieben und dafür die soziologischen Bedürfnisse der Bürger geopfert. Auch die regionale Zugehörigkeit macht hier keine Ausnahme. Früher waren die Menschen geprägt von ihrem Land – der Norddeutsche von der Nord- bzw. der Ostsee, von der steifen Brise und der Weite des Meeres, der Bayer von den tiefen Wäldern, von den Mittel- und Hochgebirgen und die Bewohner des deutschen Niederrheins durch ihre Nachbarschaft zu Holland und Belgien. Jeder hatte seine bestimmte Note, sein gewisses Etwas, das ihn von Bewohnern anderer Regionen unterschied. Heute jedoch hat sich diese Vielfalt auf die sprachlichen Unterschiede reduziert. Eine Charakterisierung einer ganzen Landsmannschaft trifft nur noch grob und auch nur die ortsansässigen Heimatverbundenen. Wer als Schwabe nach Berlin zieht, der wird sich über kurz oder lang seinen Dialekt abgewöhnen und somit einen weiteren Bezugspunkt seiner soziologischen Struktur im Inneren verlieren – erneut ein Schritt auf dem Weg zur Bezugslosigkeit, zur soziologischen Orientierungslosigkeit.

> »Bin ich mit Leib und Seele ein Hesse,
> ein Saarländer, ein Pfälzer
> oder ein Sachse ...?
> Fühle ich mich dieser Gemeinschaft
> zugehörig?«

Das Volk bildet in dieser soziologischen Kette natürlich keine Ausnahme. Wer stolz auf sein Volk ist, stolz darauf, ein Deutscher, ein Franzose oder ein Italiener zu sein, der wird gleich in die ideologische Nähe eines Nationalisten gerückt. Sein Volk zu lieben bedeutet demnach soviel, wie andere Völker zu hassen, bedeutet, sein Volk als das einzig wahre zu verehren. Wer sich aber tatsächlich mit diesen Vorwürfen identifizieren kann und sein Volk als Maß aller Dinge sieht, der übersieht die letzte Stufe der soziologischen Wirklichkeit – die Menschheit. Wir sind nicht in erster Linie Familienmitglied, Dorfbewohner oder Landsmann. Zuallererst sind wir Menschen und als solche dazu verpflichtet, der Gemeinschaft der Menschen zu dienen oder zumindest der Gemeinschaft der Menschen nicht zu schaden. Erst wenn dieser oberste soziologische Grundsatz menschlichen Handelns nicht verletzt wird, darf der Mensch sein Augenmerk auf die Interessen seines Volkes richten. Und unter Berücksichtigung der Gegebenheiten im Volk sollte er sich seiner Gemeinde, seiner Familie und letztendlich sich selbst zuwenden. Wir sind angewiesen auf unsere Mitmenschen. Sie sind unsere Lebensgrundlage, die man sich erhalten muß, solange man lebt. Persönlicher Egoismus, familiärer Egoismus und nationaler Egoismus ist der Anfang vom Ende, der Grundstein für Krankheit, Siechtum und Tod.

Über die Integration in die Menschheit darf man jedoch nicht die Integration in das Volk, in die Gemeinde oder in die Familie vergessen. Es gibt keine alles überragende Autorität. Jede Stufe ist von gleicher Wichtigkeit und gleich jeder anderen eine ganz bestimmte Facette der Ganzheit des Menschen. Auf dem langen Weg zur Reintegration in die Menschheit gilt es für den einzelnen, sich während seiner Individualentwicklung der Reihe nach in die Familie, in die Gemeinde und in sein Volk zu integrieren, um am Ende die letzte Stufe seiner soziologischen Entfaltung zu erreichen – die grundlegendste und doch so ferne:

»Ich bin ein Mensch, gleich allen anderen Menschen!«

Die Vergangenheit

Die Vergangenheit des Individuums reicht zurück bis in den Mutterleib und umfaßt die pränatale Phase, die Geburt, die Kindheit, die Jugend und die Zeiten des Erwachsenseins. Während herkömmliche Therapien darauf abzielen, die Kindheit und die Jugend des Klienten aufzuarbeiten, erweitern moderne Therapien diesen Ansatz bis zum Geburtstrauma und zur pränatalen Phase. Das Erlebnis des Einsseins mit dem Universum im Urmeer Uterus erlangt für die Gesundheit eine immer größere Bedeutung. Geht man noch einen Schritt weiter zurück, gelangt man zu der Frage: »Wo war ich, bevor ich im Mutterleib war?«

Um diesen Fragenkomplex haben sich zwei Theorien gebildet – eine materialistische und eine transzendentale. Auch wenn die materialistische, die Vererbungslehre, sich noch nie mit der obengenannten Frage beschäftigt hat, weil für sie das »Ich« mit der Geburt beginnt und mit dem Tod endet, kann sie trotzdem zur Lösung derselben beitragen oder zumindest einem Materialisten seine Beziehung zur Vergangenheit verdeutlichen.

Im wissenschaftlichen Denken hat die Fortpflanzung rein materialistischen Charakter. Genetische Informationen in Form der DNS vermischen sich und bilden einen neuen Menschen. Da der Mensch nicht in seiner Ganzheit betrachtet wird, sondern nur auf der materialistischen Ebene der Genetik, muß man sagen, daß diese Informationen schon länger auf dieser Erde gelebt haben – in den Eltern.

Bevor der Mensch geboren war, war er ein Teil seiner Eltern, und die Einflüsse, die auf Vater und Mutter einströmten, die wirken sich auch weiterhin auf das Kind aus – sei es in Form von gemeinsamen Erbschäden oder in einem gemeinsamen, persönlichen Unbewußten.

Vater und Mutter ihrerseits sind ebenfalls Kinder ihrer Eltern. Auch sie tragen Informationen, die mittels Fortpflanzung auf sie übertragen wurden und durch welche sie geprägt sind. Somit reicht die Realität eines Menschen nicht nur in seine erste Ahnenreihe zurück, sondern darüber hinaus, über unzählige Ahnen, bis hin zur frühen Menschheit und deren Lebenssituation. Auch wenn die Einflüsse mit jeder weiter zurückliegenden Ahnenreihe geringer werden, so sind sie doch niemals aufgehoben und vergessen. Sie bilden einen grundlegenden Faktor der menschlichen Gegenwart, ein Fundament des aktuellen Bewußtseins – viele Seiten im großen Buch des Lebens.

Die zweite Theorie, die den Menschen in Beziehung zu seiner Vergangenheit setzt, ist der Glaube an die Wiedergeburt. In kaum einer Kultur ist er nicht zu finden, und selbst im frühen Christentum war er allgemein anerkannt. Der Grundgedanke hierzu ist der, daß das Bewußtsein nach dem Tod aus der zerfallenen Dreieinheit Körper–Geist–Seele entweicht und in einer neuen Form sein Dasein fortsetzt.

Auf dem Weg zur Gesundheit gilt es dem Heilsuchenden, sich der Vergangenheit seiner Familie, seines Volkes und der ganzen Menschheit zu besinnen und diese in sein Selbstbild zu integrieren.

Die erste Stufe hierbei ist die bewußte Integration in die familiäre Vergangenheit. Unsere Vorfahren zelebrierten den Ahnenkult, bei dem sie der Verstorbenen gedachten und ihnen Opfer brachten. Bei wichtigen Entscheidungen,

wie dem Beginn eines Feldzuges oder dem Aufbruch zu einer großen Sippenwanderung, wurden die Ahnen niemals übergangen. Stets wurden sie aufgesucht und um Rat gefragt. Man »wußte«, daß sie noch leben, auch wenn sie schon gestorben waren. Sie konnten sowohl einen fördernden als auch einen zerstörerischen Einfluß auf die Gegenwart ausüben, und so versuchte man sie zu besänftigen und in das Wohlergehen der Lebenden zu integrieren.
Die Bedeutung des Ahnenkultes für unsere Vorfahren war beträchtlich. Im alten China war er gar die wichtigste Form religiösen Glaubens. Bis heute hat er leider, zumindest für die westliche Wohlstandsgesellschaft, immer mehr an Boden verloren.

»Welche Bedeutung haben meine Ahnen für mich?
Bin ich in meine Ahnenreihe integriert?«

Während sich die Ahnenreihe im Bewußtsein auf Jahrzehnte, vielleicht noch auf wenige Jahrhunderte beschränkt, umfaßt die Geschichte der Völker mittlerweile etliche Jahrtausende. Um sich in diese integrieren zu können, muß man bereit sein, das vertikale Denken in Hierarchien aufzugeben und durch das horizontale Denken zu ersetzen.
Die Geschichtsschreibung eines jeden Volkes verliert sich irgendwo zwischen Animatismus, Animismus und Magie. Zu irgendeiner Zeit war jedes Volk auf der Entwicklungsstufe des Naturvolkes und demnach auf der Stufe des sogenannten Heidentums. Durch das Christentum und anschließend durch die Wissenschaften wurde diese Seinsstu-

fe der Menschheit verurteilt, dem Verbotenen, dem Falschen, dem Unwahren und dem Naiven zugerechnet und auf Leben und Tod bekämpft. Zeremonien, wie zum Beispiel der Ahnenkult, wurden verboten, Priester und Priesterinnen als Hexen und Zauberer verbrannt und Zusammenkünfte der Heiden bei Androhung von Strafe aufs strengste untersagt.

In dieser einseitigen Form hat sich die Betrachtungsweise unserer eigenen Vergangenheit in uns niedergeschlagen. Schon im Kindesalter wurden wir in Märchen mit ihr konfrontiert. Meistens waren die Hexen die Bösen und die Zauberer die Unseligen, die den Menschen Unrecht taten und nur Unheil über sie brachten. Bereits im Kindesalter lernten wir, uns vor diesen mißratenen Gesellen der Vorzeit in acht zu nehmen. Wir lernten, sie in unseren eigenen Seelen zu bekämpfen und zu unterdrücken – aus unserem eigenen Selbstbild zu verdrängen. In unserem Blut aber fließt immer noch das Blut der alten Germanen, fließen immer noch die Vorstellungen der naturintegrierten Heiden, fließen immer noch die Gedanken, die Weisheit und die Erfahrung der Menschen, die zu Zeiten lebten, als Deutschland noch ein riesiges Waldgebiet und ohne römischen Einfluß war. Der Glaube an Walhalla, an die Halle der im Kampf Gefallenen, von wo aus die Helden unter Odins Fahne in den Kampf gegen die Zerstörer der Welt ziehen, der Glaube an Fimbultyr, den bzw. »das« Urgott der Germanen, die Weisheit der Weltesche Yggdrasil, die Ehrfurcht vor dem Eichenhain, die Andacht an Odin und Thor, Baldr und Tyr, das Raunen der heiligen Runen, der mystische Klang der Opfergesänge, das Erschaudern vor den Geistern der dunklen Nacht – sie alle sind ein Teil unserer selbst, ein Teil unserer Wirklichkeit, ein Teil unserer soziologischen Gesundheit.

Sie zu verurteilen oder sie zu belächeln heißt, sich selbst untreu zu werden und sich selbst zu verleumden.
Nicht nur das Christentum und die modernen Wissenschaften haben das ihrige zum drohenden Untergang des deutschen Volkes beigetragen. Der letzte Streich wurde in diesem Jahrhundert von den Nationalsozialisten geführt. Im Fackellicht von Macht und Ruhm, von Brutalität und Wahnsinn wurde das Germanentum endgültig zu Grabe getragen. Es wurde ausgeschlachtet, schändlich mißhandelt und im Wahn einer vermeintlichen Weltmacht seiner Tiefe und vor allem seiner Ehrlichkeit beraubt. Es wurde gebrandmarkt mit dem furchtbaren Mal des Hakenkreuzes, assoziiert mit Völkermord und endlosem Blutvergießen.
Es gibt kaum jemanden, der heute beim Erwähnen des Germanentums nicht unwillkürlich an die Hitler-Ära denkt, wovor er unwillkürlich zurückschreckt. Aber es ist ein Teil von uns, genauso wie die Zeiten des Mittelalters und die Zeiten der industriellen Revolution ein Teil von uns sind. Wir selbst haben sie durchlebt, in uns haben sie sich niedergeschlagen und bis zum heutigen Tag erhalten. Wir repräsentieren sie, die deutsche Geschichte, von Kopf bis Fuß, in jeder Zelle, genauso wie die Franzosen die französische Geschichte und die Engländer die englische repräsentieren. Wir sind letztlich bis in früheste Geschichte mit unserem Volk verbunden.

»Fühle ich mich meinem Volk verbunden?
Bin ich Teil meines Volkes?
Wie repräsentiere ich mein Volk?«

Über die Frühgeschichte der Völker gelangen wir in die prähistorische Vorzeit, die sehr wahrscheinlich für immer ein Geheimnis bleiben wird. Tausende von Jahren lassen sich nicht mit Hilfe weniger Fundstücke hieb- und stichfest rekonstruieren. Man kann nur Vermutungen anstellen und vage Hypothesen formulieren, mit der Einschränkung, daß sie jederzeit durch einen einzigen Fund falsifiziert werden können. Was sich dennoch archäologisch als relativ gesichert abzeichnet, ist eine gemeinsame Urheimat aller Völker, die im afrikanisch-asiatischen Raum vermutet wird. Demnach gibt es einen gemeinsamen Ausgangspunkt aller lebenden Menschen, eine gemeinsame soziologische Dimension der Vergangenheit, die alle Menschen vereint. Auf dieser Stufe der soziologischen Reintegration erfährt der Mensch die Bedeutung des Menschseins, den Wert eines jeden Menschen, unabhängig von seiner phylogenetischen und seiner ontogenetischen Entwicklungsstufe.
Auch die Integration in unsere soziologische Dimension der Vergangenheit läßt sich sowohl körperlich und geistig als auch seelisch betreiben. Den zugrundeliegenden Mechanismus kann man sich wie folgt vorstellen. Dadurch, daß wir uns mit den Botschaften aus der Vergangenheit auseinandersetzen, werden die Bewußtseinsinhalte ebendieser Epoche aktiviert und, falls wir uns mit ihnen identifizieren, in unser Selbstbild integriert. Jede Gestalt der Geschichte, jedes Lied und jeder Vers ist in unseren Zellen enthalten, bedarf aber der Polarität der äußeren Wirklichkeit, um aktiviert und erlebt zu werden.
Die Bewußtseinsinhalte manifestieren sich in den jeweils entsprechenden Körperregionen. Sind sie aus dem Selbstbild verdrängt, werden sie nicht mit Energie versorgt und nicht aktiviert. Je mehr solcher »schwarzer Flecken« sich auf der Landkarte Mensch befinden, desto stärker konzen-

triert sich die Energie auf wenige Punkte, um so näher steht der Mensch der Krankheit Krebs, die den auf den Punkt gebrachten Energiehaushalt manifestiert. Durch die Zeichen aus der Vergangenheit werden die entsprechenden Körperregionen aktiviert, das körperliche Selbstbild erweitert und die Energie über eine größere Lebensoberfläche verteilt, so daß sowohl dem Krebs als auch dem Egoismus, dem auf den Punkt gebrachten Lebenswillen entgegengewirkt wird. Für ein solches Tun stehen uns viele Türen offen. Was die Ahnenreihe anbelangt, so gibt es vielleicht noch Bilder, Briefe, Schmuckstücke oder Gegenstände der damaligen Zeit, die uns in engen Kontakt mit unseren Ur-Ur-Ur-Großeltern bringen. Ihr Wesen, ihre Art, zu leben und zu denken, zu handeln und zu empfinden, drückt sich in allem aus, was sie uns hinterlassen haben. Wir müssen uns nur Zeit nehmen und die Schrift oder die Gesichtszüge auf uns wirken lassen – sie sprechen Bände, sie erzählen ein ganzes Leben.

Dasselbe gilt für die Reintegration in die Vergangenheit unseres Volkes. Wir brauchen Zeit. Nur mit Muße und Ruhe können wir uns unserer eigenen Vergangenheit annähern. Wir müssen sie erleben – mit unserem Körper empfinden und mit unserer Seele erfühlen. Musik und Gedichte regen die rechte Gehirnhälfte an und mit dieser die Emotionen und die Intuition, die Spontaneität des Sich-versenken-Könnens in »fremde« Welten und »neue« Zustände. Wir sollten uns lösen können von dem Geist der Gegenwart und die Fähigkeit haben, in die Geheimnisse eines mittelalterlichen Gedichtes einzutauchen oder in die Musik vergangener Jahrhunderte. So viele Perlen der Kunst stehen uns zur Verfügung. Philosophien, Kinderlieder, Gedichte, Sitten und Bräuche, Sinfonien, Bauwerke, Bilder, Volksweisen, Romane, Tänze, Novellen, Märchen und vieles mehr. Sie alle sind Botschaften aus fernen Zeiten, Botschaften aus der Tiefe der eigenen Seele, mit der Macht, den Egoismus und die Krankheit der Gegenwart aufzulösen und in den Zustand der Gesundheit zu überführen.

Die letzte Stufe der soziologischen Entfaltung des Menschen ist die Integration in die gesamte Menschheit. Diese wird äußerlich repräsentiert durch die auf uns überkommenen Kunstwerke und Philosophien aller fremden Kulturen und nicht zuletzt durch die heute lebenden Menschen, die das Wesen ihrer Ahnen noch in ihren Herzen tragen. Doch bevor wir uns dieser letzten Wirklichkeit zuwenden können, benötigen wir ein gewisses Maß an Standfestigkeit in der eigenen Kultur. Wer diese nicht mitbringt, der wird von der Vielzahl der Stilrichtungen überrannt, der wird, anstatt sich wiederzufinden, sich immer weiter zerstreuen, der wird Krankheit ernten, wo er Gesundheit und Leben suchte. Das Bauwerk der soziologischen Beziehungen muß mit dem Fundament begonnen werden, mit der persönlichen Ahnenreihe, sich über die Volkszugehörigkeit aufbauen und schließlich in der Identifikation mit der gesamten Menschheit seine Krone finden. Nur so kann es existieren, den ständigen Stürmen zwischen Krieg und Frieden standhalten und auf Dauer ein Symbol für Kraft und Gesundheit sein, für Achtung und Nächstenliebe.

Die Zukunft

Die Gegenwart ist die Mutter der Zukunft. Ohne uns, die wir heute leben, wird es keine Zukunft geben, und all das, was wir heute tun und lassen, wird sich auf unsere eigene Zukunft auswirken. Wir bauen heute die Welt von morgen. Im egoistischen, persönlichen Bereich hat sich dieses Denken schon lange durchgesetzt. Das Sicherheitsbedürfnis der Menschen war noch nie so groß wie in unserer Wohlstandsgesellschaft. Wir wagen es kaum noch zu leben, ohne zuvor den Notfall einkalkuliert und eine entsprechende Versicherung abgeschlossen zu haben. Da gibt es neben der Renten- und Krankenversicherung die Lebensversicherung, Unfallversicherung, Fahrzeugschutzbrief, Diebstahl-, Reisegepäck-, Reiserücktrittsversicherung – der Mensch von heute hat seine Zukunft scheinbar voll im Griff.

Aber wie lange? Der Horizont, bis zu welchem die Zukunftsvorsorge reicht, ist der persönliche Tod. Alles, was danach kommt, ist aus dem Bewußtsein ausgeschlossen und entbehrt jeder Zuwendung. Selbst die Vorstellung, daß die eigenen Enkelkinder auf der Erde weiterleben, wenn wir schon längst nicht mehr sind, ist dem Großteil der Menschen nicht Anlaß genug, sich für eine saubere, gesunde Zukunft einzusetzen. In ihrem Egoismus verpesten sie weiterhin die Umwelt und nehmen somit ihren Kindern und Enkelkindern, ja sich selbst die Möglichkeit, in naher und ferner Zukunft ein Leben in Glück und Frieden auf diesem Planeten zu genießen. Sie sind unfähig, über den Rand ihres Egoismus hinauszuschauen und die Vielzahl ihrer Wiedergeburten bzw. die Vielzahl ihrer Nachkommen, in welchen sie weiterleben, zu überblicken und in ihr jetziges Selbstbild zu integrieren.

Auf dieser Stufe der SRT soll sich der Heilsuchende in den Kreis der zukünftigen Menschen integrieren und deren Schicksal als das seine erleben.

»Ich trage Verantwortung für die Zukunft!«

Mit dem Entdecken der Zukunft erarbeitet sich der Übende einen weiteren Bezugspunkt seiner soziologischen Wirklichkeit und mit diesem ein neues Selbstwertgefühl.

»Ich darf Verantwortung für die Zukunft tragen!
Ich bin es wert, Verantwortung tragen zu dürfen!«

Die natürliche Bezugseinheit »Erde«

Nach der Evolutionstheorie ist der Mensch in den Stammbaum der natürlichen Erscheinungsformen eingebunden und aus dem Tierreich heraus entstanden. Mit dem Affen, dem Esel, der Kröte, dem Kaktus, der Palme und dem Löwenzahn läßt er sich auf einen einzigen gemeinsamen Urahnen zurückführen. Ob Mensch oder Säuger, Insekt oder Pflanze, sie alle sind Kinder derselben Eltern und demnach eine riesig große, unüberschaubare Familie.

Das Hauptmerkmal dieser materialistischen Theorie ist ihr streng logischer Determinismus. Um im Bild des großen Buchs des Lebens zu bleiben, kann nach Ansicht der Evolutionstheorie die Seite 285 nur dann existieren und verstanden werden, wenn es die ersten 284 Seiten bereits gibt. Umgekehrt jedoch können die ersten 284 Seiten ohne Seite 285 existieren und verstanden werden.

Das Buch aber ist immer in seiner Ganzheit im Hier und Jetzt, so daß wir zu jeder Zeit sowohl Seite 1 und Seite 285 aufschlagen können. Jede Seite ist zu gleichen Teilen von den anderen abhängig und ohne diese nicht zu denken. Herkunft und Zukunft stehen auf derselben Stufe und bedingen gegenseitig die Gegenwart.

Die Lehre der Wiedergeburt hat den streng logischen, zeitlich linearen Determinismus transzendiert und jede Seite des großen Buchs des Lebens als zu jeder Zeit gültig und vorhanden akzeptiert. Demnach läßt sich das Buch sowohl vorwärts als auch rückwärts lesen. Ein Mensch, der seinen Lebenssinn verfehlt hat und ein sündhaftes Leben führt, der wird nach einigen Reinkarnationstheorien zur Strafe in seinem nächsten Leben als »minderwertiges« Tier wiedergeboren. Dagegen wird ein solcher Esel oder Hund, der die Sünden seines Menschseins »abgetragen« hat, vielleicht als heilige Kuh oder als Mensch wiedergeboren, sozusagen als Belohnung für sein gehorsames Tun.

Der Nachteil an beiden Theorien ist die hierarchische Sichtweise. All das, was auf den ersten Seiten des großen Buches steht, die Einzeller, die Wanzen und Kakerlaken, die Ratten und Mäuse, repräsentiert ihnen zufolge die schwarze, wertlose Seite des Lebens, und das, was gegen Ende in Erscheinung tritt, ist die Krone der Schöpfung und dem zuvor Dagewesenen weit überlegen.

Für die SRT gibt es die Wertsteigerung während der Entwicklung nicht. Für sie ist jede Seite von gleicher Bedeutung und für die Ganzheit des Buches ebenso unerläßlich wie jede andere auch. Ganz gleich, ob es eine Ratte ist oder ein Elefant, eine Lotosblüte oder eine Filzlaus. Jedes Wesen hat von der Natur seinen Sinn und seine Aufgabe erhalten, und jedes ist für die Erde genausoviel wert wie der Mensch. Auf dieser Stufe der SRT soll der Heilsuchende seine Gleichheit mit den Tieren und mit den Pflanzen erfahren, soll er erfahren, daß sie ein Teil seiner selbst sind, ein Steinchen im Bauwerk seines eigenen Bewußtseins.

Die Entwicklungsstufe, die dem Idealbild der totalen Integration am nächsten steht, ist diejenige der Naturvölker. Zu Beginn der phylogenetischen Entwicklungsreihe war der Mensch noch so weit in die Natur integriert, daß sich seine Bedürfnisse als natürliche Bedürfnisse artikulierten und ihn mit den Tieren auf eine gemeinsame Stufe stellten. Es gab weder ein »Ich« noch eine »Umwelt«, sondern nur die große Einheit der Natur – Gottes Plan und Wille.

Im Lauf der Entwicklung bildete sich das Selbstbewußtsein

und mit diesem das Bewußtsein über das vermeintliche Getrenntsein von der Natur, über das Hinausgeworfensein in eine fremde Welt. Plötzlich gab es ein »Ich« und ein »Du«, einen Willen, das Leben zu erhalten, und Gefahren in der Umwelt, die es bedrohten. Es gab fördernde Einflüsse und hemmende, positive und negative.

Wenngleich sich das Bewußtsein auf die nächste Stufe weiterentwickelte, war der Mensch trotzdem noch genauso machtlos wie zuvor. Begriffe wie »Vorratshaltung« und ein Sicherheitsdenken auf Monate hinaus waren ihm fremd. Er sammelte Früchte, ging auf die Jagd und war nach wie vor auf günstige natürliche Umstände angewiesen. Sein Leben war eine Gratwanderung zwischen Leben und Tod, und oftmals stand er im Angesicht der wilden Raubtiere dem Tod näher als dem Leben. Er war klein und machtlos, beseelt von der Hoffnung, im Kampf auf Leben und Tod nicht unterzugehen.

Der emotionale Grundton der Naturvölker, wenn man so will, einer unserer eigenen emotionalen Urzustände, war bzw. ist die Ehrfurcht – die Ehrfurcht vor der Natur. Die Ehre gebührte den lebensfördernden Faktoren – den Jagdtieren, den Pflanzen, deren Früchte und Wurzeln man essen konnte, dem Feuer, dem Wasser, der Luft, der Erde, der Sonne und dem Mond. Die Verehrung dieser Kräfte ging so weit, daß man sie der materiellen Welt enthob und mit göttlichen Attributen versah. Man sah sein eigenes Leben in Abhängigkeit von diesen Mächten, welchen man schutzlos preisgegeben war, und empfand Dankbarkeit diesen großen Wesen gegenüber, daß sie das Leben ermöglichten und aufrechterhalten hatten. Parallel zu dieser immateriellen Abstraktion vollzog sich der materielle Ausdruck der Dankbarkeit in Form der Opfergabe. Aus Dank brachte man den Mächten der Natur ein Opfer dar.

Der zweite Teil der Ehrfurcht, die Furcht, galt den lebenshemmenden Faktoren. Blitz und Donner, Hagelschlag und heftige Stürme hatten damals noch lebensbedrohenden Charakter. Gemeinsam mit sengender Hitze, trostlosen, eisigen Winternächten und ewig scheinender Trockenheit flößten sie den Menschen Furcht ein – Lebensangst –, aus welcher sich diese nicht anders zu retten wußten als durch Unterwerfung und Fürbitte, durch Anrufung und Opfergabe. Auch diese Mächte wurden mit göttlichen Attributen versehen und der natürlichen Welt enthoben.

> »Empfinde ich Ehrfurcht, Verehrung
> und Furcht
> der Natur gegenüber?«

Die Menschen entwickelten sich weiter. Sie wurden seßhaft, erlernten den Ackerbau und die Viehzucht und die große Kunst der Vorratshaltung. Sie waren zwar immer noch auf den »guten Willen« der Natur angewiesen, aber zumindest konnten sie ein wenig aufatmen und das Leben mit anderen Augen sehen. Dennoch erhielten sie sich die Verbundenheit mit der Natur, die Dankbarkeit und die Verehrung – die Gabe des Opfers.
Aus diesem Stadium der phylogenetischen Entwicklung ist uns ein umfassendes, heiliges, naturintegriertes Wissen überliefert. Aus längst vergangenen Zeiten, aus den Tiefen unseres eigenen Bewußtseins sprechen zu uns alte Schriften und Bilder, alte Bauwerke und Skulpturen, alte Trach-

ten, alte Sitten und Bräuche über die Wirklichkeit der Sumerer und Ägypter, der alten Griechen und Römer, der Inder, der Chinesen und Japaner, der Südamerikaner, der Afrikaner und nicht zuletzt der Kelten und der Germanen. Die Aufgabe, die dem Heilsuchenden an dieser Stelle der SRT gestellt wird, könnte man mit »Wiederentdeckung der heidnischen Wirklichkeit« überschreiben.

»Ich bin ein Heide.«

Die wohl ursprünglichste Form der natürlichen Integration ist das innere Eingebundensein in die Polarität von Sonne und Mond. Der Sonne verdanken wir unsere Lebensenergie, unseren Lebensmut und unseren Glauben an die Zukunft. Sie schenkt uns den Tag und die Wärme und steht für das aktive, männliche Prinzip. Bei den Germanen wurde sie durch den Gott Baldr im Pantheon vertreten.

Wenngleich die Sonne überwiegend mit positiven Vorzeichen assoziiert ist, wäre es für den Menschen dennoch schädlich, wenn er sich nur auf der Sonnenseite des Lebens aufhielte. Wir brauchen die Ruhepause, die Entspannung, die Nacht, das weibliche, passive Prinzip, das am Himmel durch den Mond vertreten wird und im germanischen Pantheon durch die Göttin Freyja. Der Mond ist es, der es uns ermöglicht, in der Dunkelheit den Weg zu finden. Er ist uns ein Lichtpunkt am Firmament der Unterwelt, ein Zeichen der Sonne inmitten der Welt der Finsternis, im Reich der Geister und Dämonen.

Gemeinsam ergeben Sonne und Mond die grundlegende

Polarität des natürlichen Lebens. Sie schenken uns den Tag, das Extravertiertsein, und die Nacht, die Zeit der Introspektion. Sie ergänzen sich und bilden gemeinsam das Fundament der Gesundheit. Die überwiegende Mehrzahl der Naturvölker machte sich diesen Rhythmus zu eigen. Die Nacht war für sie die Zeit des Schlafens und Träumens, des Aufsuchens jenseitiger Welten und des Wiedersehens längst verstorbener Ahnen. Bei Tagesanbruch kamen sie zurück und erledigten ihre Aufgaben und Pflichten, die ihnen das irdische Dasein ermöglichten.

»Gehe ich mit der Sonne schlafen, und
beginne ich
mit ihr den neuen Tag?
Integriere ich meine Träume, meine
Erfahrungen aus
der jenseitigen Welt in mein
Wachbewußtsein?«

Neben dem Tag-Nacht-Rhythmus sind der Mond und die Sonne auch einem Jahresrhythmus unterworfen. In der ersten Jahreshälfte wandert die Sonne – aus unserer Sicht – bis zum 21. Juni nach Norden. Während dieser Zeit werden die Tage im Norden länger und die Nächte kürzer. In der zweiten Jahreshälfte wandert sie wieder in den Süden, was den Nächten auf der nördlichen Erdhalbkugel den Vorteil bringt und sie immer länger werden läßt. Die Naturvölker waren auch in diesen Rhythmus integriert, der ihnen die genauen Termine ihrer großen Jahresfeste vorgab. Wenn die Wanderung der Sonne in den Süden am 21. Dezember beendet war und die Tage von da an immer länger wurden, so war diese von existentieller Bedeutung. Das Leben, die Sonne kehrte zurück in die eisige Dunkelheit, und mit ihr kamen die Lebensgeister wieder – die Zuversicht, der Lebensmut und die Stärke. Für die Germanen war dies Grund genug, sich zwölf Tage lang von der Arbeit abzuwenden und dem Met, dem Trank der Götter, zuzusprechen.

Weitere Sonnenfesttermine waren die Frühlings-Tagundnachtgleiche, die Sommersonnenwende und die Herbst-Tagundnachtgleiche. Jeweils zwischen zwei Sonnenfesten fand ein Mondfest statt, die sich jeweils nach dem Voll- bzw. Neumond orientierten. So fanden im Lauf des Jahres acht große Feste statt, die zu gleichen Teilen von der Sonne und dem Mond bestimmt wurden – eine perfekte Integration in die Sonne-Mond-Polarität.

»Welche Beziehung habe ich zu Sonne und Mond?
Wie weit beeinflussen sie mein Leben?«

Eine weitere Stufe der Naturintegrität zeigt sich in der Beziehung zu Tieren. Diesen wird von den heidnischen Völkern eine Seele zugesprochen, wie sie auch den Menschen eigen ist. Darüber hinaus wird ihnen eine Stellung eingeräumt, die sie näher in Verbindung zu Gott bringt als die Menschen. Das Tier, das für die Germanen Gott am nächsten stand, war das Pferd – es symbolisierte die Sonne. Tacitus schreibt in der *Germania*:

> »Und der verbreitete Brauch, Stimme und Flug von Vögeln zu befragen, ist auch hier bekannt; hingegen ist es eine germanische Besonderheit, auch auf Vorzeichen und Hinweise von Pferden zu achten. Auf Kosten der Allgemeinheit hält man in den erwähnten Hainen und Lichtungen Schimmel, die durch keinerlei Dienst für Sterbliche entweiht sind. Man spannt sie vor den heiligen Wagen; der Priester und der König oder das Oberhaupt des Stammes gehen neben ihnen und beobachten ihr Wiehern und Schnauben. Und keinem Zeichen schenkt man mehr Glauben, nicht etwa nur beim Volke: auch bei den Vornehmen, bei den Priestern, sich selbst halten sie nämlich nur für Diener der Götter, die Pferde hingegen für deren Vertraute.«[46]

Géza von Neményi schreibt: »In einem Tier können wir nämlich die Kraft der Gottheit besonders wirksam wahrnehmen und verstehen, der das Tier geweiht ist. So nimmt das Tier eine Mittlerfunktion ein zwischen Mensch und Gottheit.«[47]

Die Tiere sind noch integriert in die Natur, und somit repräsentieren sie Gottes Plan und Willen. Sie kultivieren keinen Egoismus wie die Menschen, kein eigenes Wertesystem. Ihr oberstes Gebot ist die Stimme der Natur, die sich in ihrem Inneren durch die existentiellen Bedürfnisse offenbart, und nur ihr sind sie ergeben.

Das gleiche kann von den Pflanzen gesagt werden. Auch sie sind frei von jedem Egoismus und einzig und allein darauf bedacht, ihre existentiellen Bedürfnisse zu befriedigen.

Gott hat sie geschaffen, damit sie leben, und einzig und allein dadurch, daß sie ihr Leben aufrechterhalten, erfüllen sie den Sinn und die Aufgabe, für deren Verwirklichung sie erschaffen wurden. Sei es die Produktion von Sauerstoff, die Bildung von nahrhaften Blättern, Früchten und Wurzeln oder die Bereitstellung von wichtigem Lebensraum für Insekten und Vögel. Durch die Aufrechterhaltung des eigenen Lebens ist die Aufrechterhaltung artfremden Lebens gewährleistet, und dies steht in weiter Ferne von Egoismus und Eigennutz.

Die heidnischen Völker bedankten sich bei den Pflanzen, ganz speziell bei den Bäumen, und verehrten sie. Für sie waren die Bäume von Göttern bewohnt, ja sie identifizierten sie gar mit ihnen, weil sie in ihrer Selbstlosigkeit deren Stimme sprachen und deren Willen zum Ausdruck brachten.

Um die Menschen wieder in Kontakt mit Gottes Plan und Willen zu bringen, entwickelte sich das Baumorakel. Das älteste griechische Baumorakel war die heilige Eiche von Dodona. Jacques Brosse schreibt:

> »In Dodona stand eine dem Zeus geweihte Eiche, und darin war ein Orakel, dessen Prophetinnen Frauen waren. Die Ratsuchenden näherten sich der Eiche; der Baum regte sich einen Augenblick, worauf die Frauen sprachen und sagten: ›Zeus verkündet dies und jenes.‹ ... Nach Platon weissagten die Prophetinnen von Dodona wie die Pythia von Delphi, das heißt, sie empfingen die Botschaft des Gottes in Ekstase.«[48]

Sie befanden sich also in einem Zustand der inneren Losgelöstheit von den Zwängen der irdischen, egoistischen Befangenheit.

»Was bedeuten mir Bäume?
Kann ich ihnen Dankbarkeit und
Ehrfurcht entgegenbringen?«

Die nächste Stufe der phylogenetischen Entwicklung brachte das Christentum mit sich, die hierarchische Sichtweise und die Überheblichkeit gegenüber allem, was nicht Mensch und nicht Christ war. Überall, wo es sich ausbreiten konnte, floß das Blut der alten Zeiten, der althergebrachten Weisheiten und der ehemals verehrten Heiligtümer. Nur um den Menschen zu beweisen, daß keine Götter in den heiligen Eichen wohnten und der eine neue Gott den vielen alten Göttern überlegen ist, wurden gewaltige, bis zu 2000 Jahre alte Naturdenkmäler, unter welchen bis zu dreihundert Reiter Schutz suchen konnten, einfach umgehauen und für den Bau von Kirchen und Kapellen verwendet. Priester und Priesterinnen wurden zu Hexen und Zauberern erklärt, der Volksverhetzung bezichtigt und verbrannt. Danksagungen an die Natur und Verehrungen der Quellen und der Flüsse, der Berge und der Schluchten, der Tiere und der Pflanzen wurden als Götzendienst diffamiert und mit höchster Strafe belegt. Die Weisheit der Ahnen, die Tiefen des eigenen Bewußtseins wurden geopfert, die seelische und die körperliche Verbindung zu Gott wurde durchtrennt und durch den kläglichen Rest der geistigen Abstraktion ersetzt. Von nun an war Gott nicht mehr fühlbar und nicht mehr mit dem Körper zu empfinden. Er hatte sich zurückgezogen in die eisigen Höhen des Kopfes, in die himmlischen Regionen des Universums, von wo aus er über der Welt thronte und, geschieden von ihr, unantastbar existierte.

Die Götter Thuiskons

Warum trauern unsre Eichenhaine?
Warum herrscht die todte Stille hier?
Sagt mir's an, ihr ernstberunten Steine!
Wald-Iwidien, entdeckt es mir!
Keine Antwort? Jene Schauer – Stille
Stört nicht mehr der weise Harfensohn!
Zirpen hör' ich, gleich dem Laut der Grille,
Fremder Völker üpp'gen Flöten-Ton.

Brich, Begeist'rung, brich der Vorzeit Siegel!
Laß in dieses Haines heil'gem Graun
Heute mich durch deinen Zauberspiegel
Rückwärts in die Zeit der Väter schauen!
Zücke mich auf raschen Zauberschwingen
In der Schatten dunkles Urgebiet –
Dort, wo Teutons graue Barden singen
Öffne Aug' und Ohr für That und Lied.

Mit den Falken leichtem Flügelschlage
schwebt mein Geist in's alte Bardenland
Naht dem Heiligthum entschwundner Tage,
Aufgeführt von roher Meisterhand.
Ha! hier fällt's vom Auge mir wie Schuppen,
lieblich öffnet sich mein Hörorgan:
Götter steigen hier, und Helden-Gruppen
Unter Lobgesängen himmelan.[49]

Die Menschen sind nicht ohne Fehler und Schwächen. Sie haben sowohl gute als auch schlechte Seiten in sich, und beide kommen irgendwann einmal zum Ausdruck. Auf dem Weg der Heilung gilt es unter anderem, sich die Schwächen und die Verfehlungen einzugestehen und als solche zu akzeptieren. Erst dann kann man aus ihnen lernen und eventuell die gemachten Fehler in Zukunft vermeiden.
Die folgenden Feststellungen gilt es nicht zu beherzigen oder zu favorisieren. Sie sind ein Ansporn zur Entdeckung der persönlichen, christlich geprägten Wirklichkeit in der Tiefe des eigenen Bewußtseins. Wir selbst waren damals noch nicht auf der Erde, um das Vergehen an den heidnischen Naturvölkern auszuführen. Aber die inneren Regungen, die damals zu den Bluttaten führten, die Überheblichkeit, die Arroganz, die siegessichere Gewißheit und das Überzeugtsein von den eigenen Werten, die Blindheit gegenüber den Machtlosen, diese »Werte« sind auf uns überkommen, und ihnen sollten wir uns stellen:

»Ich bin ein Christ und fühle mich den anderen überlegen.
Ich bin der Sinn der Schöpfung, und alles andere ist mir untertan.«

Auf dem Boden der seelisch-körperlichen Kastration fand die rationale Logik ihren optimalen Nährboden. Auf ihm konnte sie wachsen, sich vermehren und vorwärts streben, ohne dem Rest der persönlichen Wirklichkeit Tribut zollen

zu müssen. Nichts und niemand konnte dem Geist Einhalt gebieten und der naturimmanenten Vernunft Gehör verschaffen. Der intellektuelle Wahnsinn nahm seinen Lauf und führte zur industriellen Revolution, zur Blüte der Wissenschaften und zur naturenthobenen Zivilisation.
Die Tiere und Pflanzen, die den Heiden so wichtig waren, verloren immer mehr an Boden, bis hin zur Gegenwart, in der sie schließlich so gut wie keine Rechte mehr besitzen. Im Dienst der Wissenschaft werden sie heute gequält und gefoltert, mit Krebszellen infiltriert, durch genetische Manipulationen ihrer natürlichen Bestimmung beraubt, Schmerz- und Belastungstests unterzogen und am Schluß einer Versuchsreihe getötet. Sie werden behandelt wie ein Stück Dreck, entwürdigt und entehrt, ohne Respekt und ohne Achtung.

> »Meine Gesundheit beruht auf den
> Leichen zahlloser Tiere.«

Durch dieses Denken und Handeln sind die meisten von uns geprägt. Wir brauchen Beweise, um etwas glauben zu können, Experimente und immer wieder reproduzierbare Ergebnisse. Wir müssen es sehen und berechnen können, erst dann kann es in unserem Wachbewußtsein als wahr akzeptiert werden. Die Stimme des Herzens, die Stimme der Intuition und die Stimme des gesunden Menschenverstandes sind uns abhanden gekommen. An ihre Stelle traten die Maschinen, die Computer und die Experimente, die uns nun sagen, was richtig und was falsch ist, was wir glauben können und was nicht. Erst wenn der Computer zu uns gesprochen hat, unser großer Meister, erst dann kommt das Menschsein auf seine Kosten und darf den Sachverhalt akzeptieren oder verwerfen.

> »Ich bin abhängig von den Informationen
> der Maschinen!
> Ich habe kaum noch ein eigenes
> Wahrheitsempfinden!
> Ich lebe die Wahrheit der modernen
> Technik und
> vertraue auf ihr Urteil!«

An dieser Stelle der Entwicklung befinden wir uns. Der erste Schritt der Heilung besteht darin, sich die momentane Wirklichkeit einzugestehen. Wer vor der Wirklichkeit der Gegenwart davonläuft, der wird kaum die Wirklichkeit der Vergangenheit wiederfinden. Von diesem Punkt der Gegenwart gilt es die Vergangenheit Schritt für Schritt, chronologisch in unser Wachbewußtsein zu integrieren.

Der Reihe nach sollte man sich mit folgenden Feststellungen beschäftigen:

»Ich bin wissenschaftlich geprägt,
kultiviere die Logik und den
Rationalismus und baue
mein Weltbild auf
Versuchsergebnissen!

Ich bin ein Kind des christlichen
Kulturkreises
und Repräsentant desselben!

Ich bin ein Heide und fühle Ehrfurcht
gegenüber
den Gewalten der Natur!

Ich bin ein Tier!

Ich bin eine Pflanze!

Ich bin ein Stein, eine Wolke,
ein Wassertropfen, das Rauschen
des Windes ...!«

Der Reihe nach konfrontieren uns diese Feststellungen mit immer tiefer gelegenen Bewußtseinseinsichten. Auch hier muß wieder daran erinnert werden, daß die vollständige Integration sowohl körperlich und geistig als auch seelisch vollzogen werden muß – und hierfür stehen uns Techniken aus der grauen Vorzeit zur Verfügung, die sich glücklicherweise trotz Monotheismus und fanatischem Rationalismus bis auf den heutigen Tag erhalten haben. Eine dieser Techniken ist der Tanz – der Kulttanz:

> »Zu den heidnischen Festen gehört auch der Tanz als direktes Ausdrucksmittel der Verehrung der Götter und als Mittel der Naturmagie ... Die alten Kulttänze leben in den heutigen Tänzen fort, wobei leider immer mehr die Bedeutung in Vergessenheit gerät ... Wenn zum Maifest die Menschen um den Maibaum tanzen und ihn dabei mit bunten Blättern schmükken, so ist das eine magische Verbindung und Übertragung der Lebenskraft des Baumes mit dem Menschen. Oder wenn zum Leinerntefest der Tanz ›Flachsernten‹ getanzt wird, so ist es eine Darstellung des Webens und ein Dank an die Götter. Der Schwerttanz symbolisiert den Sieg der Sonne über den Winter ...«[50]

Damals waren Körper, Geist und Seele gleichermaßen als Ausdrucksmittel des Menschen im Bewußtsein integriert. Der Geist gedachte des Winters und des kommenden Sommers, die Seele empfand die Frühlingsgefühle, und der Körper durfte sie in einem Tanz artikulieren. Gemeinsam brachten sie denselben Sachverhalt zum Ausdruck – im Fall des Schwerttanzes den Frühling. Über die Jahrhunderte wurde die Integrität aufgelöst, und der Körper, der Geist und die Seele gingen getrennte Wege, so daß heute ihr Gleichklang verloren und der Sinn des Tanzes vergessen ist. Damals gab es auch kultische Tiertänze, mit deren Hilfe der Priester bzw. der Schamane das tierische Bewußtsein zu erlangen suchte, um einen Schritt näher an Gott zu sein als im Zustand des alltäglichen Wachbewußtseins. Er zog sich eine Tiermaske über und tanzte den Tanz des

Hirsches oder den Tanz des Bären. Gelang es ihm, sein gegenwärtiges Bewußtsein und seinen Egoismus zu transzendieren, konnte er sich in der Ekstase einem Bären gleich fühlen und den Zuschauern in diesem Zustand der Integrität ein Orakel sein, ein göttlicher Berater – ein Heiler.

Eine andere integrative Kunstfertigkeit unserer germanischen Vorfahren war der Runentanz. Runen sind heilige Zeichen, »sind symbolhafter Ausdruck von ›archetypischen Mächten‹, von ›Bildekräften‹, die im Universum schaffen. Sie bergen den ›Ur-Sinn‹, der allem zugrunde liegt, was ins Da-sein drängt. Sie verbinden mit ... dem Quellengrund jeglicher Erscheinung.«[51] Ihren tieferen Wert erhalten sie dadurch, daß sie mit dem Körper nachgebildet werden können – allein oder in der Gruppe durch ein kollektives Zusammenwirken. Der Runentanz integriert somit das göttliche Bewußtsein in den Tanz, verbindet Körper, Geist und Seele in ihrer Artikulation der göttlichen Wirklichkeit und verbindet den bzw. die Menschen im Bewußtsein mit dem ganzen Kosmos – er führt sie zur Unio mystica, zur Vereinigung des individuellen Bewußtseins mit Gott.

Nicht nur den europäischen Kulturen war die Notwendigkeit der Wiederentdeckung des tierischen und pflanzlichen Bewußtseins im eigenen Inneren bekannt. Aus dem alten China ist uns das »T'ai Chi Chuan« überliefert – eine Meditation in Bewegung, die ihre Wurzeln ebenfalls im kultischen Tanz und somit im Tierreich hat. »Chan San Feng, ein Meister der ›äußeren‹ Shaolin-Schule, war unzufrieden mit dem harten ›äußeren Boxen‹ und suchte einen sanfteren Stil zu entwickeln. Er entdeckte im Kampf eines Kranichs mit einer Schlange die Prinzipien von T'ai Chi Chuan.«[52] Auch in Indien hat sich eine integrative Technik erhalten, die danach strebt, das göttliche Bewußtsein und mit diesem das tierische und das pflanzliche Bewußtsein in das Wachbewußtsein des Übenden zu integrieren: der Yoga. Der Yoga ist ein Weg, der sich in acht Schritte gliedert. Das dritte Glied dieser Reihe ist die Stufe der Asanas. B. K. S. Iyengar schreibt:

> »Die Namen der Asanas sind bezeichnend und stellen die Prinzipien der Entwicklung dar. Manche gehören in den Bereich der Vegetation wie der Baum (Vrksa) und der Lotus (Padma); einige werden nach Insekten genannt wie die Heuschrecke (Salabha) und der Skorpion (Vrschika); andere nach Wassertieren und Amphibien wie der Fisch (Matsya), die Schildkröte (Kurma), der Frosch (Bheka oder Manduka) oder das Krokodil (Nakra). Es gibt Asanas, die Vogelnamen tragen wie der Hahn (Kukkuta), der Reiher (Baka), der Pfau (Mayura) und der Schwan (Hamsa). Andere heißen auch Vierfüßler wie der Hund (Svana), das Pferd (Vatayana), das Kamel (Ustra) und der Löwe (Simha). Kriechtiere wie die Schlange (Bhujanga) werden auch nicht übersehen, ebensowenig der embryonale Zustand (Garbha-Pinda).«[53]

Die Tiefe dieser Techniken, sowohl der germanischen als auch der asiatischen, beruht auf der Konzentration – auf der Integrität von Körper, Geist und Seele. Mit dem Körper werden tierische Bewegungsabläufe vollzogen bzw. tierische Gebärden nachgestellt, die durch ihre Ausdrucksform das tierische Bewußtsein des Menschen aktivieren. Gelingt es uns, die Dominanz des Geistes aufzuheben und in der Konzentration zum Schweigen zu bringen, erhält die feinstoffliche Energie die Möglichkeit, sich bis in die Seele auszubreiten. So können wir das tierische Bewußtsein in

unser Wachbewußtsein integrieren und dieses wieder einen Schritt näher an seine Ganzheit bringen.
Bis zu diesen direkten Erfahrungen jedoch ist es ein weiter Weg. Die Kunst der Konzentration muß einen hohen Grad erreicht haben, und während des Übens darf kein Gedanke, keine Hoffnung und keine Erwartungshaltung das Bewußtsein trüben. Nur das Ganz-Sein im Hier und Jetzt führt zu dem Bewußtsein der Identität, zum All-Ein-Sein. Bis dahin stellen sich viele Fragen:

»Bin ich überhaupt bereit, mich mit
irgendeinem
nichtmenschlichen Wesen zu
identifizieren?
Welches Tier ist ›unter meiner Würde‹?
Welche Pflanze erfährt meine Zuneigung?
Welche Beziehung habe ich zu
Mutter Erde,
zu Sand und Steinen . . .?

Die religiöse Bezugseinheit »Kosmos«

Gott ist die letzte Wirklichkeit, die wir in unserem Bewußtsein erschließen können. Er ist der Urquell des Lebens. Aus ihm sind wir entstanden, und in ihn werden wir zurückkehren. Er ist der Anfang und das Ende und die tiefste Wirklichkeit all dessen, was zwischen diesen beiden Polen des Lebens existiert. Durch ihn werden alle Erscheinungen des Kosmos zu Bruder und Schwester. Er vereint Galaxien, Moleküle, Kopfläuse und Sandkörner, Menschen, Kamele, Sonnen und Gebirgszüge, Wassertropfen, Urwaldriesen, Meeresrauschen und Kometen. Sie alle sind Ausdruck des letzten Urgrundes, sind Genossen im Spiel des Lebens, bei dem es darum geht, Gott zu verwirklichen und zu erleben. Jeder Atemzug ist ein Atemzug Gottes.

Im Gegensatz zu seinen Geschöpfen ist Gott unendlich. Er hat weder einen Anfang noch ein Ende. Er steht außerhalb der Gegensätze. Er ist gegensatzlos – eins ohne ein zweites –, ohne relativen Bezugspunkt und mit dem menschlichen Gehirn nicht zu erfassen. Er ist die transzendente Erscheinung der Summe aller Gegensätze, die auf den Punkt gebrachte Zusammenfassung aller Möglichkeiten und demnach nicht mit Attributen zu beschreiben, die einen Gegensatz zulassen.

Ich habe bereits beschrieben, daß das große Buch des Lebens, die Manifestation Gottes in seiner unendlichen Vielfalt, zu jeder Zeit und an jedem Ort allgegenwärtig ist. Für Gott gibt es keine Zeit. Zeit ist eine Illusion für uns Menschen, die wir nicht in der Lage sind, das große Buch des Lebens in einem einzigen Atemzug zu lesen. Wir sind angewiesen auf die Illusion, um uns dem letzten Mysterium des Lebens anzunähern und in seiner ganzen Tiefe zu begreifen.

Gott, der Inbegriff der Vereinigung aller Gegensätze, war – nach unseren Zeitvorstellungen – zu Beginn der Entwicklung auf einen einzigen Punkt konzentriert – ohne räumliche und ohne zeitliche Ausdehnung, in der »nullten« Dimension verharrend, das künftige Universum in sich bergend wie das Samenkorn die künftige Pflanze. Er ruhte in sich, in der Ausgeglichenheit aller Gegensätze.

Als er das Universum ins Leben rief, teilte er sich in zwei Hälften – in eine linke und eine rechte, in das »Yin« und das »Yang«, wie es von den alten Chinesen genannt wurde. Auch diese teilten sich wieder in zwei Hälften – in ein starkes und ein schwaches »Yin« und in ein starkes und ein schwaches »Yang«. Und auch diese teilten sich wieder in zwei Hälften. So ging es fort, bis die ganze Vielfalt der heutigen Gegensätze erreicht war und der göttliche Ursprung der Fragmente in Vergessenheit geriet.

Die Reintegration der göttlichen Wirklichkeit setzt die Vereinigung der Gegensätze, die horizontale Sichtweise voraus, wie sie in den vorhergehenden Kapiteln angedeutet wurde. Auch sie muß sowohl geistig und körperlich als auch seelisch vollzogen werden, um vollständig zu sein und auf Dauer Bestand zu haben. Im Unterschied zu den anderen Stufen jedoch läßt sich diese nicht mehr mit rationalen Gesetzmäßigkeiten beschreiben und nachvollziehen. Dieser Schritt erfolgt nicht zwingend, nur weil der Mensch bestimmte Regeln befolgt hat. Der Mensch, auch wenn er einen göttlichen Kern besitzt und in seiner tiefen Unendlichkeit mit dem Wesen Gottes identisch ist, ist er doch nur ein Teil desselben und auf dessen Zustimmung angewiesen.

Gott läßt sich nicht kaufen, weder durch Gebete noch durch Kasteiungen und Askese. Wir können uns ihm annähern, aber die letzte Entscheidung, der letzte Wink zur Ganzheit, kommt von ihm, und ihm müssen wir uns überantworten.
Nehmen wir zuerst die geistige Annäherung. Wie bereits gesagt wurde, ist Gott die auf den Punkt gebrachte Zusammenfassung aller Möglichkeiten. In bezug auf die Polarität »groß/klein« lassen sich demnach folgende Aussagen treffen:

»Gott ist sowohl groß als auch klein,
und
Gott ist weder groß noch klein.«

Durch diese Aussagen muß sich der Geist geschlagen geben. Sie ergeben keinen Sinn, an welchem die Logik einhaken könnte, um sich dem Mysterium anzunähern. Sie verwirren ihn und zeigen ihm, daß er rein irdischen Charakter hat und in die Welt Gottes nicht hineinreichen kann.
Dennoch gibt es Mittel und Wege, sich auf der geistigen Ebene Gott anzunähern. Wenn wir ihn schon nicht mit unserer linken Gehirnhälfte, mit unserem rationalen Denken verstehen können, so können wir ihn doch preisen. Er überragt unser Fassungsvermögen. Er ist mächtiger, gewaltiger und größer, und doch ist er in jedem Sandkorn verborgen. Er ist ein Geheimnis, das es wert ist, in Lobeshymnen und preisenden Gesängen verehrt zu werden. Lieder, Gedichte, Gebete und Geschichten, die sich Gott widmen,

sind uns Möglichkeiten, unsere persönliche Winzigkeit und Gottes alles durchdringende Stellung im Kosmos auf geistigem Wege zu dokumentieren und so in unserem Wachbewußtsein zu vergegenwärtigen.

»Ich preise Gott.
Ich verehre Gott in all
seinen Manifestationen.«

Die seelische Komponente, die mit der geistigen Vorstellung »Gott« einhergeht, ist die Liebe – die All-Liebe. Die Liebe der meisten Menschen, die sich auf wenige Menschen beschränkt, findet ihren Gegensatz im Haß. Sie beruht auf einem egoistischen Weltempfinden, das den Menschen dazu verleitet, Prioritäten zu setzen und die Welt in Hierarchien zu gliedern. Demnach werden diejenigen Menschen, die dem eigenen Wohlergehen zuträglich sind, weiter oben eingestuft als die anderen und diesen gegenüber bevorzugt behandelt.

Im Gegensatz hierzu steht die All-Liebe, die keinen Unterschied zwischen Liebe und Haß macht. Sie ist die Emotion, die einer jeden emotionalen Polarität zugrunde liegt, das seelische »Jawort« zum Leben mit all seinen Tiefen und Höhen. Für sie gibt es keine Hierarchie, keine Bevorzugung des Wohlbefindens, keine Tendenz, das Schlechte zu meiden. Jede seelische Regung ist eine Regung Gottes – ob Haß, Aggression, Liebe, Freude, Glückseligkeit oder Verzweiflung. Sie alle, ob schmerzhaft oder berauschend, sind

Fragmente der göttlichen Wirklichkeit und von der All-Liebe mit demselben Wert bemessen. Die All-Liebe ist ohne Gegensatz, weil sie alle Erscheinungen des Lebens gleichermaßen liebt. Sie ist das Urgefühl Gottes, seine Urfreude am Sein, die ihn veranlaßte, die »nullte« Dimension zu verlassen und die Unendlichkeit der kosmischen Vielfalt zu schaffen.

Das letzte Hindernis, das sich uns Menschen auf dem Weg zur All-Liebe in den Weg stellt, ist die Vergebung. Die Welt ist nicht nur schön und gut, ebenso ist sie schlecht, gemein und ungerecht. Wer vom Egoismus geleitet wird, der wehrt sich gegen die schwarzen Seiten des Lebens, gegen Schmerz und Unglück und versucht, sie aus seinem Leben zu verdrängen. Dadurch aber löst er die Polarität auf und verliert sich in der Einseitigkeit eines pathologischen Egoismus. Mit Hilfe der Vergebung gelingt es, die negativen Seiten des Lebens ebenso ins Wachbewußtsein zu integrieren wie die positiven und somit die lebensfördernde Polarität aufrechtzuerhalten – die notwendige Basis für die ganzheitliche Gesundheit.

Wer die Gabe der Vergebung nicht besitzt, der trägt die Wut auf einen anderen Menschen oder auf einen bestimmten Sachverhalt unter Umständen jahrelang mit sich herum, bisweilen gar in einem solchen Ausmaß, daß er dadurch an ernsthaften körperlichen Symptomen erkrankt. Wäre er in der Lage zu vergeben, würden sich die Symptome auflösen und er selbst wieder gesund werden. Hierbei erkennt man einmal mehr, daß der Weg zur göttlichen Wirklichkeit oftmals nicht aus eigenem Antrieb heraus vollendet werden kann. Auch wenn wir wissen, daß die Vergebung in erster Linie uns selbst dient und uns selbst vor unnötigem Ballast bewahrt, ist sie nicht einfach zu realisieren. Selbst dann, wenn wir wissen, daß wir »nur« einem Menschen vergeben müssen, um von einer schweren Krankheit geheilt zu werden, ist es uns so gut wie unmöglich, sie auf Anhieb zu vollziehen. Der Egoismus hat uns Menschen oftmals so stark in seinen Klauen, daß er uns lieber die starken Schmerzen erleiden läßt, als einer Vergebung und einer damit gekoppelten Gesundung zuzustimmen.

Trotz alledem ist die Vergebung ein wichtiger Schritt auf dem Weg der SRT. Man sollte sich ihre Wichtigkeit vor Augen führen und ständig daran arbeiten, dafür beten und versuchen, die Hoffnung und den Glauben daran nicht zu verlieren.

> »Ich vergebe all denen, die mir unrecht
> tun und Schmerzen bereiten!
> Ich vergebe meinen Eltern!
> Ich vergebe meinen Freunden!
> Ich vergebe meinen Lehrern!«

Die körperliche bzw. materielle Entsprechung der geistigen Vorstellung »Gott« ist die Energie. Ebenso wie Gott und die All¡ Liebe war auch sie zu Beginn der Entwicklung in sich selbst ruhend, in ihrer Ausgeglichenheit der Gegensätze. Mit dem Erwachen des Lebens teilte sie sich in zwei Hälften. Es entstand eine positive Ladung (Yang) auf der einen Seite und eine negative Ladung (Yin) auf der anderen, und dazwischen manifestierte sich eine Spannung – die Grundlage aller materiellen Erscheinungen: die Lebensenergie.

Aus dieser Lebensenergie entstanden die Elementarteilchen, die allein durch ihre unterschiedliche Zusammensetzung die Vielfalt der materiellen Erscheinungen bilden. Das Fleisch des Menschen, das Holz der Bäume, das Wasser der Meere und der Sand der Erde – sie alle unterscheiden sich nur in der Anordnung der Elementarteilchen. Sie sind nicht wirklich voneinander verschieden – sie sind Ausdruck derselben Urkraft, Keimlinge derselben Wurzel. Auf der Ebene der Protonen, der Neutronen und der Elektronen ist es uns nicht möglich, einen Baum von einem Menschen, einen Hund von einer Hauswand zu unterscheiden – denn dort herrscht ein gigantisches Chaos rasender Elementarteilchen, der Tanz Shivas, wie die Inder es nennen, wo die Welt der Gegensätze sich aufzulösen beginnt, um ins Nirwana, in die »nullte« Dimension, zurückzukehren.

Für die Gesundheit ist die Energie von zentraler Bedeutung. Je mehr Lebensenergie ein Mensch zur Verfügung hat, um so gesünder ist er, um so mehr Lebenskraft und Kreativität kann er schöpfen. Parallel zu allen anderen Polaritäten zählt auch hier, daß die Lebensenergie nur dann existieren kann, wenn die beiden Pole, in diesem Fall die beiden Ladungen, vorhanden sind und sich eine Span-

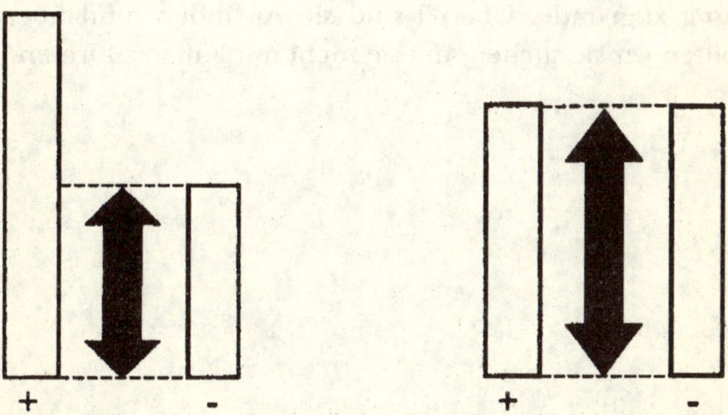

nung aufbauen kann. Je weiter sich die Polarität auflöst und je kleiner einer der beiden Pole wird, desto geringer wird die Lebensenergie (siehe Grafik S. 223).

Der direkte Zugang zu dieser Energie ist uns jedoch verschlossen, ebenso wie der direkte Zugang zu Gott oder zu der All-Liebe. Es gibt keine Schalttafel, die uns ein genaues Einstellen des Gleichgewichts ermöglicht. Wir können uns diesem energetischen Gleichgewicht nur annähern und in unser Wachbewußtsein integrieren, wir können die einzelnen Schritte der SRT beherzigen und uns darüber hinaus einer homöopathischen oder einer Akupunktur-Therapie unterziehen, und wir können hoffen und beten, daß es sich einstellt – aber wir können es nicht erzwingen, mit keiner Therapieform garantieren und schon gar nicht mit letzter Gewißheit vorhersagen. Wir sind nur Menschen, nur Teilaspekte der Ganzheit und auch im energetischen Bereich trotz modernster Technik nicht Herr unseres Wohlbefindens.

Gott, die All-Liebe und die ursprüngliche Lebensenergie sind Geschenke des Seins, die mit der Reintegration der religiösen Bezugseinheit »Kosmos« einhergehen. Sie liegen einem jeden Wort, einer jeden Tat und einer jeden Erscheinung zugrunde. Überall sind sie zu finden, und überall sollten wir sie suchen, um sie nicht mit Füßen zu treten.

Schlußwort

Der Versuch, den ich mit diesem Buch unternommen habe, ist der Versuch, ein ganzheitliches Denken zu entwerfen. Das Bild, das mit der Ganzheit einhergeht, ist der Kreis. In vielen religiösen Schulen hat man die Kraft dieses Kreises zu nutzen gesucht, indem man kreisförmige Bilder malte – die sogenannten Mandalas. In Nepal und Indien, in Japan und Thailand sind diese ebenso beheimatet wie im christlichen Europa. Die Hoffnung, die man auf die Mandalas richtete und immer noch richtet, ist das Erkennen, das Erfahren der Ganzheit. Der Suchende soll die Ganzheit des Lebens, die Ganzheit des Kosmos schauen, symbolisiert durch den Kreis auf der Leinwand.

Das Verblüffende bei einem Kreis ist die Tatsache, daß er eigentlich weder Anfang noch Ende hat und dadurch in jedem Punkt Anfang und Ende gesehen werden kann. Ausgehend von diesem Punkt, durchläuft man den Kreis, durchläuft man die einzelnen Stadien des Kreises, um zum Ausgangspunkt zurückzukehren. Erst dort wieder angekommen, schließt sich der Kreis und vollendet sich die Ganzheit.

Das Leben beruht auf der Ganzheit und ebenso auf Kreisläufen. Alles kann in Kreisläufen gesehen werden – vom Anfang bis zum Ende, von der Geburt bis zum Tod. Das Leben verstehen heißt Kreisläufe verstehen, heißt den ganzen Kreislauf verstehen – und nicht nur einen einzelnen Punkt.

Säntliche alte Kulturen waren darauf bedacht, diese Ganzheit zu erkennen, ihr zu dienen und sie, der jeweiligen Mentalität, dem jeweiligen Entwicklungsstand entsprechend, den anderen Menschen mitzuteilen. Immer ging es um die Ganzheit des Menschen, um die Ganzheit der Natur und nicht zuletzt um die Ganzheit des Kosmos. Immer waren es die Kreisläufe des Lebens, die in den Menschen wirkten und ihren Ausdruck in kreisläufigen Weltbildern fanden.

Bei den Indern zum Beispiel wird der Weltenzyklus in vier Weltzeitalter eingeteilt. Diese vier »Yugas« sind das »Krita«- oder »Satya-Yuga« (Weltentstehung), das »Treta-Yuga« (Fortdauer der entstandenen Welt), das »Dvapara-Yuga« (Weltuntergang) und das »Kali-Yuga« (Fortdauer des Chaos). Nach dem Kali-Yuga, in welchem wir uns zur Zeit befinden, folgt wieder das »Satya«- oder »Krita-Yuga«, mit welchem ein erneuter Kreislauf seinen Anfang findet bzw. der zuvor begonnene Kreislauf seine Fortsetzung findet. Ein ganzer Zyklus (ein Kalpa) dauert 4 320 000 Menschenjahre bzw. 12 000 Götterjahre und heißt »Maha-Yuga«. 2000 solcher »Maha-Yugas« ergeben einen »Brahma-Tag« und eine »Brahma-Nacht«.

Aber selbst bei Brahma, dem letzten Urgrund des Seins, nimmt der Kreislauf kein Ende. Auch diese »Brahma-Tage« und »Brahma-Nächte« reihen sich kreislaufförmig aneinander – bis hinein in die Unendlichkeit.

In der buddhistischen Philosophie verhält es sich ähnlich. Nur wird bei ihr die Subjektivität mehr in den Vordergrund gerückt. Die Menschen selbst sind es ihr zufolge, die sich von den Wiedergeburten befreien und ins Nirwana gelangen können. Bei ihr zählt nicht das gottgewollte Zeitenende, sondern die subjektive Reife, die in vielen Erdenleben, in vielen Reinkarnationen erworben wurde und die einen Einlaß ins Nirwana gewährt. Für die Buddhisten hat der Begriff »Kalpa« die Bedeutung einer ungenau bestimmten, fast unendlich dauernden Zeitspanne, die einem jeden zur Verfügung steht, um das Nirwana zu erlangen. Viele Kreisläufe haben die Menschen zu durchlaufen, viele Kreise zu vollenden, bis sie aus der »Welt des Scheins« in die »Welt des Seins« hinüberwechseln dürfen.

Auch auf dem amerikanischen Kontinent blieben diese Lebensweisheiten nicht verborgen. In der indianischen Astrologie zum Beispiel, die in ihren Grundgedanken mit der westlichen Astrologie übereinstimmt, können wir auch dieses Ganzheitsdenken finden, dieses Denken in Kreisläufen. Hier sind es nicht die Sternbilder, die dem jeweiligen Abschnitt den Namen geben, sondern die Monde, deren Anzahl ebenfalls zwölf ist und denen jeweils ein Tier, eine Pflanze, ein Mineral und eine Farbe zugesprochen ist. Zugeordnet werden diese Monde den vier Elemente-Klans, die ihrerseits den vier Grundelementen Erde, Feuer, Luft und Wasser zugeteilt werden können.

Eine der wichtigsten Tatsachen der Astrologie ist die, daß jedes Individuum zwar unter einem bestimmten Mond geboren wird und in seinen Grundfesten diesem Charakterbild entspricht, aber deshalb noch lange nicht dieses Bild sein ganzes Leben lang repräsentiert. Leben heißt bei den Indianern Bewegung, heißt Wandlung, heißt sich verändern – und ebenso heißt es wachsen und aufgehen in der Ganzheit. Der Mensch durchläuft während seines Lebens das ganze Rad der Monde und nimmt während dieser Zeit immer wieder andere Eigenschaften an – bis er zum Schluß das Rad des Lebens durchlaufen hat und als »weiser Mann« von der Ganzheit, von der Weisheit des Lebens berichten kann.

Ebenso wie ein einzelner Mensch das Rad des Lebens durchwandert, durchwandert auch die Menschheit als Ganzes diese Entwicklungsstufen, und so können wir bestimmten Zeiten der Menschheitsgeschichte bestimmte Monde bzw. bestimmte Elemente-Klans zuordnen. Das folgende Zeitalter ist das Wassermannzeitalter, das etwa zweitausend Jahre andauern wird und etwa im Jahr 2000 beginnt. Dem Wassermann entspricht der Elemente-Klan der Schmetterlinge. Von diesem Transfer ausgehend, kommt man zu folgender Einteilung:

4000 v. Chr.	– 2000 v. Chr.:	Zeitalter des Elemente-Klans der Schildkröte,
2000 v. Chr.	– 0:	Zeitalter des Elemente-Klans des Donnervogels,
0	– 2000 n. Chr.:	Zeitalter des Elemente-Klans des Frosches und
2000 n. Chr.	– 4000 n. Chr.:	Zeitalter des Elemente-Klans der Schmetterlinge.

Über die charakteristischen Eigenschaften dieser Entwicklungsstufen gibt es uns das indianische Medizinrad in Form von Geschichten Auskunft. Eine dieser Geschichten lernten wir schon kennen (s. S. 51 ff.): »Wie der Donnervogel entstand«.
Sie spiegelt den Zustand der westlichen Menschheit wider, wie er in den Jahren von 2000 v. Chr. bis zu Christi Geburt maßgeblich vorherrschte. In diesen Zeitraum fiel die Geburtsstunde der westlichen Kultur, die in Griechenland ihren Anfang nahm.
Die Jahre von Christi Geburt bis zum Jahr 2000 werden in der Geschichte »Warum einige Frösche das Wasser verließen« veranschaulicht. In ihr wird erzählt, wie ein Froschhäuptling mit den naturgegebenen Lebensbedingungen nicht mehr zufrieden war und seinen Stamm veranlaßte,

auf einen Berg zu wandern, den ihm die anderen Tiere, die den Berg des öfteren besuchten, als Paradies beschrieben:

> »Auf diesem großen Ding, [dachte er,] muß es herrliche Sachen zu essen geben. Deshalb sehen auch die anderen Tiere so satt und glücklich aus, wenn sie herunterkommen. Es ist nicht gerecht, daß wir Frösche in diesem Teich bleiben und immer dasselbe essen müssen.«[54]

Obwohl der Große Geist dem Anführer im Traum erschien und ihm großes Unglück vorhersagte, falls sie tatsächlich den Berg besteigen würden, verließen sie das Wasser, ihre natürliche Lebensgrundlage, und machten sich auf, das Paradies zu suchen. Als sie jedoch den Gipfel fast erreicht hatten, gab es ein ungeheuerliches Inferno. Der Berg entpuppte sich als Vulkan. Der Schnee schmolz, und Sturzbäche von Schmelzwasser, gefolgt von Lavaströmen, ergossen sich ins Tal. Dem Anführer blieb nur das inbrünstige Gebet an den Großen Geist, der tatsächlich Gnade vor Recht walten und den ganzen Stamm ohne Schaden entkommen ließ. Der Anführer jedoch mußte auf dem Berg bleiben und für immer dort leben.

Wenn wir den Charakter der Frosch-Klan-Menschen nachlesen, kommen wir zu einem interessanten Einblick. Niemals werden die Menschen als schlecht, negativ oder minderwertig angesehen, wie es in europäischen Kreisen immer wieder zu hören ist. Immer sind es positive Eigenschaften und Stärken, die den Menschen zugesprochen werden, die erst dann ins Negative umschlagen, wenn man die eigenen Werte nicht mehr zu schätzen bzw. nicht mehr mit ihnen umzugehen weiß. Erst die Überheblichkeit, die Arroganz, die Unzufriedenheit, der Verstoß gegen

die natürlichen Gegebenheiten, gegen Gottes Plan und Wille, sind es, die die Stärken der Menschen in ihr Gegenteil verwandeln.
Die Frosch-Klan-Menschen werden als sehr emotionale und einfühlsame Menschen geschildert, die in jedes Projekt neues Leben und neue Gefühle einbringen können und die jegliche Hindernisse aus dem Weg zu räumen wissen. Sie sind sehr kreativ und haben immer ein offenes Ohr für Dinge, die neuer und besser erscheinen. Sie fließen im Gleichklang mit dem Energiefluß des Lebens. Sehnen sie sich jedoch nach etwas, was sie nicht haben können, weil es nicht ihrer Natur entspricht, kann dies sehr schnell katastrophale Folgen haben. Der Energiefluß kann dann blokkiert werden, und die Tiefen der Gefühlswelt können dann beängstigend wirken und die Emotionen zurückhalten. Der Mensch kann sich dann in Gefühlskälte und ständiger Angst wiederfinden:

> »Manchmal gehen Frosch-Klan-Menschen auf diese Weise durchs Leben und halten unentwegt die Emotionen und Kräfte, die sie in und um sich fühlen, zurück und unterdrücken sie. In einem solchen Fall werden sie für Krankheiten anfällig, die sie schwerfällig oder aufgedunsen erscheinen lassen: Fettleibigkeit, Verformung der Knochen und der Muskeln ...«[55]

Da die Ähnlichkeit dieser Schilderungen mit den Wahrheiten unseres Zeitalters nicht zu übersehen sind, können wir mit Gespanntheit darauf warten, was das nächste Segment auf dem »Rad der Monde« uns zu bieten hat. Was sind die Wege, die uns aus der Misere führen, und wohin können wir gelangen, wenn wir tatsächlich in der Lage sein sollten, diese zu gehen? Die nächsten zweitausend Jahre stehen unter dem Mond der »Rast und Reinigung«, dessen Elemente-Klan der Klan der Schmetterlinge ist. Die Geschichte, die diesen Klan etwas näher beschreibt, heißt: »Wie die Schmetterlinge das Fliegen lernten«. Sie erzählt von einem Mädchen, das zu einer großen Heilerin heranwuchs und auf diesem langen Weg eine Vision hatte. Sie sah schöne Wesen (Schmetterlinge, die damals noch nicht fliegen konnten) mit der Kraft des Regenbogens. Diese sagten ihr, daß sie zu ihren Lebzeiten in der Lage sein würde zu heilen und zur Stunde ihres Todes Heilkräfte in die Luft entlassen würde, die den Menschen immer erhalten bleiben würden. Ihr Leben verbrachte sie als Heilerin, die allen Menschen nur Gutes tun wollte und die immer ein Lächeln auf den Lippen hatte. Als sie alt und schwach wurde, kam eines dieser Kriechtiere und sagte:

> »Schwester, mein Volk war stets dabei, wenn du deine heilenden Kräfte zur Anwendung gebracht hast, und hat dir durch die Farben, die wir auf unserem Körper tragen, die Farben des Regenbogens zugänglich gemacht. Nun, da du eingehst in die Welt des Geistes, wissen wir nicht, wie wir die Heilkräfte dieser Farben auch weiterhin den Menschen zutragen können. Wir sind an die Erde gebunden, und die Menschen schauen nur allzu selten zu Boden, um uns zu bemerken.«[56]

Die Frau starb am folgenden Tag und wurde tags darauf beerdigt. Das Kriechtier kam zu dem Mann, und kurz bevor die Erde auf den Leichnam geschüttet wurde, ließ es sich von diesem auf die Schulter der Verstorbenen setzen. In dem Grab vereinten sich dann der Geist des Kriechtieres und der Geist der Frau, und beide zusammen flogen geeint als erster fliegender Schmetterling aus der Stätte des Todes – einem neuen, heilenden Leben entgegen.

Die zentrale Aussage über die Menschen des Schmetterling-Klans würdigt deren Kraft zur Heilung. Diese Menschen suchen stets nach Wegen, ihren Mitmenschen zu helfen und sie glücklich zu machen. Sie sind intelligent und kreativ, und sie haben die Gabe der transformierenden Kräfte. Ihre Energie gleicht dem Wind, der stets in Bewegung ist und der die ganze Natur verändert. Jedoch müssen diese Menschen aufpassen, daß ihre Energie in kontrollierten Bahnen verläuft und nicht unkontrolliert durch ihren Körper flutet. Denn dann werden sie zum Spielball des Windes, der auch einmal zu Sturm werden kann und der nichts Gutes mit sich bringt. Dann werden diese Menschen sehr unstete Gesellen, die viel Lärm um nichts machen. »Schmetterling-Klan-Menschen«, die ihre Energie nicht richtig bändigen, werden für Krankheiten anfällig sein, die einem die Luft entziehen oder im wahrsten Sinne des Wortes auseinanderreißen: Lungen- und Herzbeschwerden, Schlaganfälle oder Zustände geistiger Verwirrung.[57]

Es gibt keine klare Schilderung, wie die Zukunft aussehen wird. Es heißt in dieser Astrologie nur, daß die astrologischen Einflüsse in den kommenden zweitausend Jahren einen heilenden Charakter haben werden und daß es ganz allein auf die Menschen ankommt, diesen heilenden Einfluß zu nutzen und das »Rad des Lebens« mit einer ganzheitlichen Schau zu würdigen. Von der Natur sind wir mit allem ausgestattet worden, was wir für ein glückliches Leben brauchen. Jetzt liegt es an uns, diese Fähigkeiten und Stärken neu zu entdecken und in unserem Alltagsleben in die Praxis umzusetzen. Jetzt liegt es an uns, den Weg in die Zukunft zu beschreiten und den Grundstein für die Gesundheit zu legen.

Quellennachweis

1 Christian Bachmann: *Die Krebsmafia*, Editions Tomek, Wels 1981, S. 7

2 Ebenda, S. 147 ff.

3 Ebenda, S. 151

4 Ebenda, S. 78 ff.

5 Ebenda, S. 145

6 Ebenda, S. 239

7 Nach Ryke Gerd Hamer: *Krebs, Krankheit der Seele*, Amici di Dirk Verlag, Köln 1987, S. 51 ff.

8 Bachmann, a. a. O., S. 292

9 Pschyrembel: *Klinisches Wörterbuch*, Walter de Gruyter Verlag, Berlin, New York 1986, S. 587

10 Ebenda

11 Ebenda, S. 696

12 Christian Michel, Felix Novak: *Kleines psychologisches Wörterbuch*, Verlag Herder, Freiburg 1980, S. 133

13 *Rencontre Lexikon*, Editions Rencontre, Lausanne, dtv, München, Bd. 1, S. 251

14 Hans Joachim Störig: *Kleine Weltgeschichte der Philosophie*, Knaur Verlag, München, Zürich

15 Ebenda

16 Sun Bear und Wabun: *Das Medizinrad*, Dianus-Trikont Verlag, München 1984, S. 267 ff.

17 Wolfgang Schmidbauer: *Psychotherapie*, dtv, München 1975

18 Scholz, Heinen, Hagemann: *Volkswirtschaftslehre*, H.-Stam-Verlag, Köln-Porz 1983, S. 38

19 Eberhard Schmitt, *Indien*, Express Edition, Berlin 1984, S. 30 ff.

20 Ebenda, S. 47

21 Ebenda

22 Rencontre Lexikon, a. a. O.
23 Joseph Collins, F. Moore Lappe: *Vom Mythos des Hungers*, Fischer Verlag, Frankfurt 1985
24 Karl R. Popper, John C. Eccles: *Das Ich und sein Gehirn*, Piper Verlag, München, Zürich 1990, S. 336
25 Ebenda
26 Ebenda
27 Pschyrembel, a. a. O., S. 576 ff.
28 Rencontre Lexikon, a. a. O.
29 Evelyne Hong: *Natives of Sarawak*, Institut Masyarakat, Malaysia, 1987, S. 14
30 Helmuth von Glasenapp: *Indische Geisteswelt*, Werner Dausien Verlag, Hanau 1986, Bd. 1, S. 20
31 Matthias Pöhland: »Yoga und Christentum«, *Yoga Post der deutschen Yogagesellschaft* 4/90, S. 7 ff.
32 Ebenda
33 Christoph Kolbe: *Heilung oder Hindernis?*, Kreuz Verlag, Stuttgart 1986, S. 109
34 Sigmund Freud: *Totem und Tabu*, Fischer Taschenbuchverlag Frankfurt 1981, S. 81 ff.
35 Ebenda
36 Ebenda
37 Ebenda
38 *Illustrierte Geschichte der Medizin*, Andreas Verlag, Salzburg 1990, S. 2757 ff.
39 Ebenda
40 Ebenda
41 Ebenda
42 Ebenda
43 Ebenda
44 Ebenda
45 Dr. John Diamond: *Die heilende Kraft der Emotionen*, Verlag für angewandte Kinesiologie, Freiburg 1991, S. 221
46 Tacitus: *Germania*, Reclams Universal Bibliothek, Stuttgart 1988, S. 9
47 Géza von Neményi: *Heidnische Naturreligionen*, Peyn und Schulze Verlag, Bergen/Dumme 1991, S. 219

48 Jacques Brosse: *Mythologie der Bäume*, Walter-Verlag, Olten, 1990, S. 61/62
49 Christian August Vulpius: *Handwörterbuch der Mythologie*, Fourier Verlag, Wiesbaden, 1987, S. 50
50 Géza von Neményi, a. a. O., S. 227
51 Karl Spiesberger: *Runenexerzitien*, Hermann Bauer Verlag, Freiburg 1958, S. 12
52 Frieder Anders: *T'ai Ch'i Chuan*, ECON Verlag, Düsseldorf, 1985, S. 18
53 B. K. S. Iygenar: *Licht auf Yoga*, O. W. Barth Verlag, München, 1975, S. 38 ff.
54 Sun Bear und Wabun, a. a. O., S. 248 ff.
55 Ebenda
56 Ebenda, S. 258 f.
57 Ebenda

19 [illegible]
[illegible]
20 [illegible]
21 [illegible]
22 [illegible]
23 [illegible] Baru [illegible]
24 [illegible]
[illegible] S. 231 [illegible]
[illegible]

Knaur

ALTERNATIV HEILEN

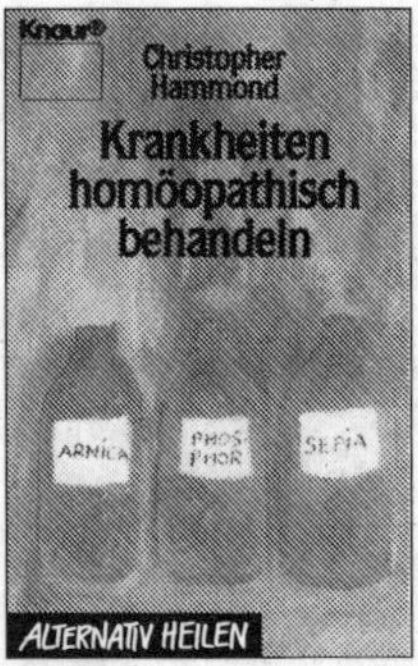

(76013)

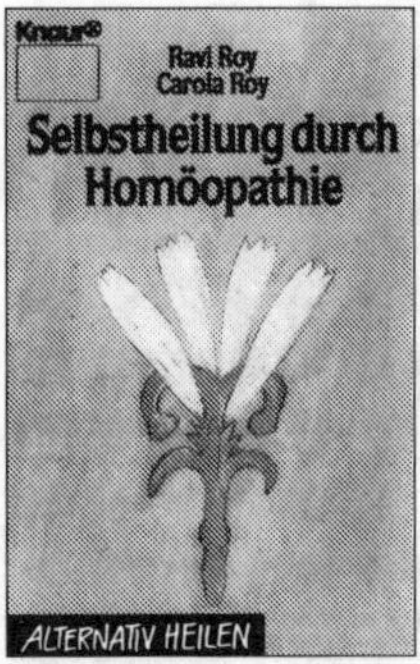

(76011)

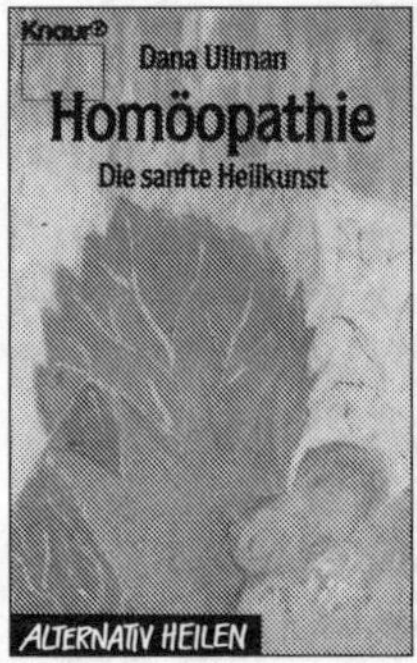

(76001)

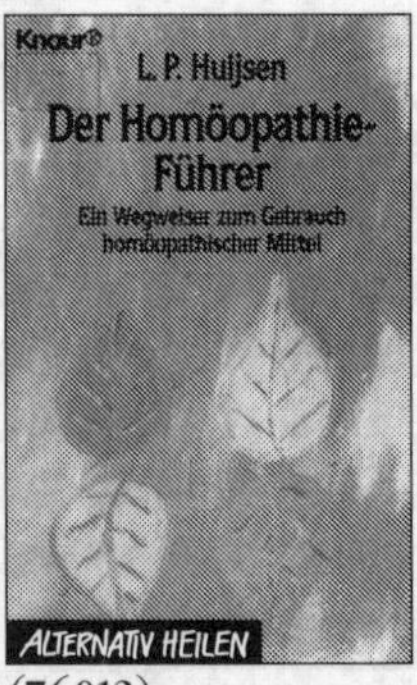

(76012)

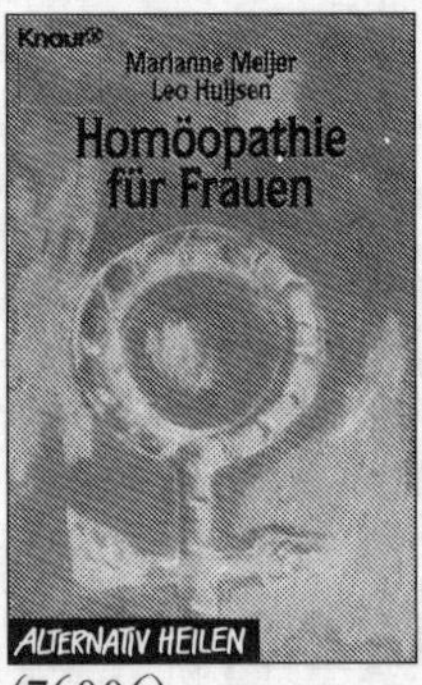

(76006)

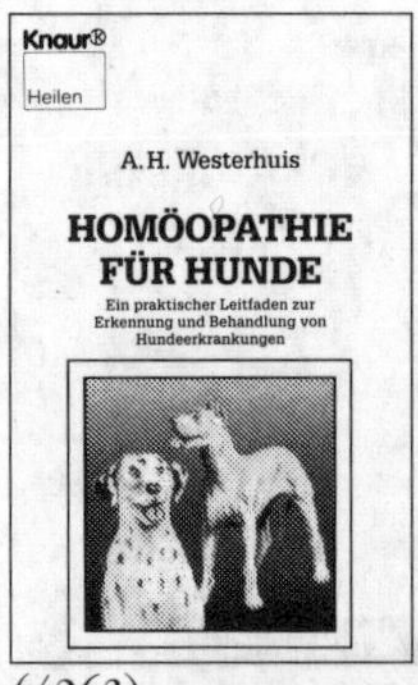

(4263)